반려동물의
이해

함희진 저

도서출판
정일

교육 목표	- 인간과 동물 가운데 반려동물 분야, 애완동물 분야 등이 미래에 가장 선망되는 직업군이기도 함으로 미래를 준비하게 된다. - 4차 산업 혁명시대를 맞아 미래의 비전을 품을 뿐 아니라 현재 각광받는 분야인 반려동물 행동, 동물과의 유대, 동물의 치료, 동물복지, 동물 질병 등에 대한 지식과 정보들이 제공된다. - 현대 지성인으로서의 기초 지식을 확장하고 최신 기술을 인지하고 습득시킴으로서 종합적 사고력 향상을 증진시킨다.

교과 소개	반려동물의 이해는 인간과 반려동물의 유대 및 반려동물의 생리, 해부, 질병, 영양, 사료, 죽음, 출생, 행동과 환경 등의 내용을 통해 인간이 반려동물에게 반려동물이 인간에게 어떻게 서로 이해하고 각각 어떤 영향을 각각 주었는지를 이해 할 수 있도록 함으로서 현대를 살아가는 대학생으로서의 기초교양을 함양함을 목표로 한다.

주별	수업 제목	내용
제1주	반려동물 분류와 품종	반려동물의 분류와 품종 이해
제2주	반려동물 생리 및 특성	반려동물의 생리 및 특성 이해
제3주	반려동물의 행동	반려동물의 행동 이해
제4주	반려동물 영양과 먹이	반려동물의 영양과 먹이 이해
제5주	반려동물의 위생	반려동물의 위생 이해
제6주	반려동물의 질병	반려동물의 질병 이해
제7주	반려동물 연령별 사양	반려동물의 연령별 사양 이해
제8주	중간고사	중간 평가

주별	수업 제목	내용
제9주	반려동물 출산 및 자견	반려동물의 출산 및 신생자견 이해
제10주	반려동물의 기초 미용	반려동물의 기초 미용 이해
제11주	반려동물의 용품 및 특성	반려동물의 용품 및 특성 이해
제12주	반려동물의 입양	반려동물의 입양 이해
제13주	반려동물의 장례 및 복지	반려동물의 장례 및 복지 이해
제14주	반려동물 법규 관련 직업	반려동물 법규 및 관련 직업 이해
제15주	기말고사	기말 평가

머리말

반려동물과 함께 사는 가정이 늘면서 반려동물을 더 많이 이해하려는 노력도 이어지고 있지만, 아직도 우리는 반려동물의 감정과 본능을 알아가기 보다는 일방적인 애정을 베풀고, 사람의 관점으로 의인화해서 반려동물의 행동을 해석하는 경우가 많다. 반려동물과 사람이 함께 행복한 시간을 보낼 수 있는 공간도 많아졌고, 반려동물과 사용하는 시간도 많이 사용하는 반려동물애호가들이 많아지는 등 반려동물과 함께 행복하게 살기 위해 개인은 물론 사회적으로나 국가적으로도 노력하는 시대가 되었다.

반려동물 한방 치료, 특수 반려동물 병원, 반려동물 장례, 반려동물 유치원 등 보다 전문적이고 세분화된 반려동물 문화와 관련 시장이 등장하고 있는 만큼 반려동물 관련 직업도 더욱 다양해진 것이 사실이다. 반려동물 훈련사, 반려동물 미용사, 반려동물 전문 수의사, 반려동물 보건사, 반려동물 수의테크니션, 동물매개 심리상담사, 반려동물 지도사, 반려동물 핸들러, 펫 시터, 특수동물 관리사, 반려동물 종합관리사, 펫 코디네이터, 펫 푸드 요리사, 브리더, 어질리티 심사위원, 도그쇼 심사위원, 관상어 관리사, 도그 워커, 동물매개 치유사 등 다양한 직업들이 생겨나고 있다.

하지만, 반려동물을 죽을 때까지 키우는 비율은 얼마나 될까? 라는 설문 조사에 따르면 '한 번 키운 반려동물을 얼마나 오랫동안 키우는지?'라는 질문에 '반려동물이 죽을 때까지 키웠다'는 응답은 불과 12%에 불과했다.

수의과대학을 졸업하고 대학에서 반려동물 관련 과목들을 강의하면서 그동안 강의했던 자료들을 정리하여 책으로 묶었다. 이 책은 대양 교양과목의 교재로 활용하고자 만들었으나 일반인들이 반려동물에 관해 이해하는 데에도 도움이 되리라 보여진다. 우리나라도 독일과 미국과 같은 선진 반려동물 문화가 정착되어 동물과 인간, 인간과 동물간의 상호 유대를 통해 더불어 살아가는 반려 문화가 활짝 꽃 피기를 바란다.

저자 씀

목 차

1

반려동물의 분류와 품종

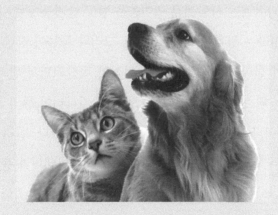

반려동물의 분류와 품종을 소개하고 그 특징들을 소개한다.

반려동물(companion animal)은 사람이 정서적으로 의지하기 위해 집에서 기르는 동물을 말한다. 과거에는 사람에게 귀여움을 받고 즐거움을 준다는 의미에서 애완동물(pet animal)이라는 명칭이 자주 쓰였다. 그러나 동물이 장난감 같은 존재가 아니라 사람과 더불어 살아가는 반려자라는 인식이 확산되면서 반려동물이라고 불리고 있다. 개, 고양이, 햄스터 등의 포유류와 앵무새, 카나리아 등의 조류, 금붕어, 열대어 등의 어류, 이구아나, 카멜레온 등의 파충류 따위가 있다. 반려동물(companion animal)이란 단어는 1983년 10월 오스트리아 과학아카데미가 동물 행동학자로 노벨상 수상자인 K.로렌츠의 80세 탄생일을 기념하기 위하여 주최한 '사람과 애완동물의 관계(the human-pet relationship)'라는 국제 심포지엄에서 최초로 사용되었다.

주요 관련법	동물의 범위
「동물보호법」	"동물"이란 고통을 느낄 수 있는 신경체계가 발달한 척추동물 포유류, 조류, 파충류, 양서류 및 어류(다만, 식용을 목적으로 하는 것은 제외) 또한 반려동물은 개, 고양이, 토끼, 페럿, 기니피그 및 햄스터
「가축전염병 예방법」	개, **고양이**, 소, 말, 당나귀, 노새, 면양, 염소, 사슴, 돼지, 닭, 오리, 칠면조, 거위, 토끼, 꿀벌, 타조, 메추리, 꿩, 기러기, 그 밖에 사육하는 동물 중 가축전염병이 발생하거나 퍼지는 것을 막기 위하여 필요하다고 인정하여 농림축산식품부장관 이 정하여 고시하는 동물

주요 관련법	동물의 범위
「수의사법」	개, **고양이**, 소, 말, 돼지, 양, 토끼, 조류, 꿀벌, 수생동물, 노새, 당나귀, 친칠라, 밍크, 사슴, 메추리, 꿩, 비둘기, 시험용 동물, 그 밖에서 앞에서 규정하지 아니한 동물로서 포유류, 조류, 파 충류 및 양서류
「소비자분쟁 해결기준」	개, **고양이**

반려동물은 반려견과 반려묘로 대표될 수 있는데 반려견의 품종에는 몇 가지 품종그룹으로 나뉜다. 품종에 따라서는 서로 관계가 없는 두 타입을 교배시켜 만든 것도 있고 다른 품종과는 가까운 관계가 아님을 스스로 알 수 있는 것도 있다. 워킹 그룹(Working Group)은 사역 견 종류이고, 사냥개 이외의 인간 사회에 도움이 되는 일을 하는 개들로서, 목양견에서 비롯된 종류이다. 양치기들이 수많은 양떼를 통솔하여 이동하기 위해 개를 이용했던 것인데, 소수의 개로써 수백 마리의 양들을 자유자재로 통솔한 능력은 그 밖의 작업에도 알맞아, 군용견, 경찰견, 맹인 안내, 경비견 등 전문분야에서 활약한다.

워킹 그룹(Working Group)은 이름 그대로 워킹 즉, 사람의 일을 돕던 견종들이 많다. 워킹 그룹에는 집이나 가족, 동물들을 지키는 견, 그리고 무거운 짐을 운반하는 견종들로 이루어져있다. 대표적인 견종으로는 로트와일러(Rottweiler), 도베르만(Doberman), 알래스칸 말라뮤트(Alaskan Malamute), 시베리안 허스키(Siberian Husky), 세인트 버나드(Saint Bernard), 저먼 셰퍼드(German Shepherd) 등이 있다. 이들은 주요목적에 맞게 덩치가 큰 견종들이 많으며 힘이 상당히 세다. 그리고 이런 힘을 이용하여 놀이를 하기도 하고, 무리의 상태를 살피기도 한다. 워킹 그룹은 중간 이상 강도로 2시간 운동 필요하다. 강인한 신체능력은 물론 뛰어난 학습능력을 지니고 있다. 특히, 로트와일러는 독일 남서부의 로트와일 지역에 가축몰이 견으로 이용되었는데 지능도 높고 용맹하여 인기가 많으며 주인에게 대체로 순종적인 편이지만 주인이 만만해보이면 자신이 더 서열이 높다는 걸 보여주기 위해 공격을 하는 경우도 있다. 맹견으로 분류되어 있는 로트와일러는 잦은 사고와 인명피해로 사람들에게 좋지 못한 인식을 받고 있다.

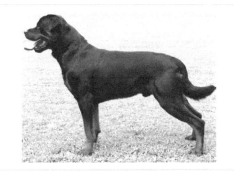

로트와일러
(Rottweiler)

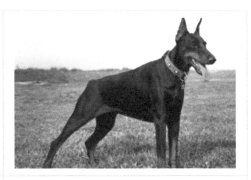

도베르만
(Doberman)

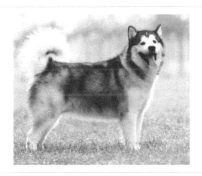

알래스칸 말라뮤트
(Alaskan Malamute)

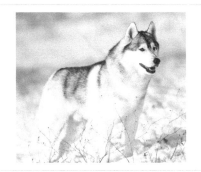

시베리안 허스키
(Siberian Husky)

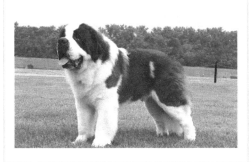

세인트 버나드
(Saint Bernard)

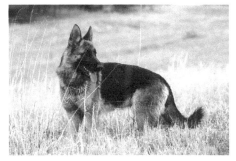

저먼 셰퍼드
(German Shepherd)

사모예드(Samoyed), 복서(Boxer), 마스티프(Mastiff), 아키타(Akita), 케인 코르소(Cane Corso), 도베르만 핀셔(Doberman Pinsher) 등도 워킹 그룹이다. 워킹 그룹은 고집도 세다. 따라서 개를 처음 키운다면 훈련이 특히 중요하다. 운동량의 경우, 매일 중간 이상의 강도로 2시간 이상 하는 것이 권장된다. 특히, 지구력이 강하기 때문에 짧고 빠르게 뛰는 것보다 무거운 짐을 끄는 것이나 등산 등의 활동을 즐긴다. 또한, 등산을 할 때는 평지보다 장애물이 적당히 있고 다양한 지형으로 구성된 곳을 좋아한다. 워킹 그룹 견종을 산책 시킬 때는 등에 강아지용 배낭을 짊어지게 하여 중량감을 실어주면 운동효과가 뛰어나다. 때때로 이 그룹의 반려견이 내 보호자의 힘이 약하다는 것을 인지하고 그 보호자를 지키고자 주변에 대한 경계심이 많아지는 경우가 있다. 실제로 이 견종들은 경호에 특출 난 개들이다. 그래서 이 그룹의 반려견을 도시에서 기를 경우 많은 교육이 필요하며 리더십이 출중한 보호자가 적합하다. 특히, 마스티프는 착하고, 애정이 많으며 나이가 있는 어린이들과 같이 있는 것을 좋아해서 어릴 적부터 많은 사람들에게 노출되어야 한다. 마스티프는 위엄 있고 온순한 견종으로 가족들을 향한 사랑과 애정들 가지고 있으며, 평온한 태도 때문에 아이들의 훌륭한 반려견이 된다. 그러나 대형견이기 때문에 유아들에게 추천하지 않는다. 마스티프 주인들은 견종용품 구입할 때 턱받이와 귀마개를 구입하는 것이 좋다. 마스티프는 침을 흘리는 것으로 유명하고 큰소리로 코를 고는 경향이 있기 때문이다. 다른 대형견과 마찬가지로, 마스티프는 소형견처럼 오래 살지는 않는다. 평균수명은 8년에서 10년이다.

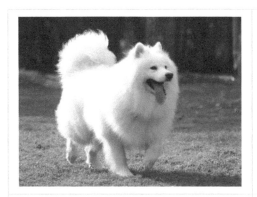
사모예드
(Samoyed)

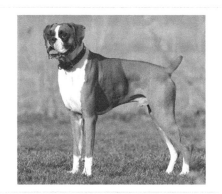
복서
(Boxer)

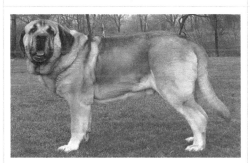
마스티프
(Mastiff)

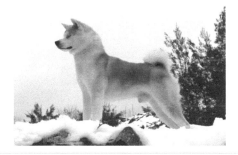
아키타
(Akita)

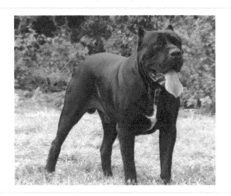
케인 코르소
(Cane Corso)

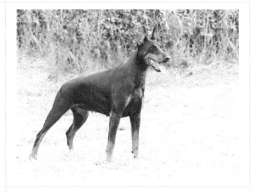
도베르만 핀셔
(Doberman Pinsher)

하운드 그룹은 짐승 사냥개 종류이며, 곰, 멧돼지, 영양, 이리 등 대형에서부터, 토끼, 여우, 너구리 등 소형의 야수 사냥에 사용되는 사냥개 종이다. 대형 야수에게는 여러 마리로 추적, 포착하고 공격하여 쓰러뜨리거나, 사냥꾼이 잠복하는 길목으로 몰이를 한다. 소형 짐승에 대해서는 구멍에 들어가 사냥감과 격투하여 쓰러뜨리거나 몰아낸다. 하운드 그룹(Hound Group)은 대부분 사냥개들로 이루어져있다. 그리고 사냥을 할 때 견종마다 주로 사용하는 감각 기관에 따라 2가지 분류로 나뉜다.

먼저 시각을 이용하는 사냥개, 시각 하운드이다. 대표적으로 아프간 하운드(Afghan Hound), 그레이하운드(Greyhound), 살루키(Saluki), 보르조이(Borzoi), 휘핏(Whippet) 등이 있다. 이 개들은 몸이 가볍고 달리기가 아주 빠르다. 사냥감을 보면 재빠르게 달려가서 사냥감을 잡거나 포위하고 있는 역할을 하는 견종들이며, 강인한 체력과 시각적으로 빠르게 움직이는 물체를 감지해내는 능력이 뛰어나다. 이 견종들의 얼굴 형태와 체형은 달릴 때 바람의 저항을 최대한 적게 받고 멀리 빠르게 뛸 수 있다.

아프간 하운드는 아프가니스탄 출신으로 노아의 방주에 탔던 개라는 설이 있을 정도로 오래된 견종이다. 실제로 4천 년 전에 그려진 아프가니스탄 그림에 묘사가 되어 있고 기원전 6세기에 그려진 그리스 태피스트리 장식에도 등장한다. 가젤, 늑대 등의 사냥에 이용되었으나 지금은 아름다운 외모로 인해 관상용이나 쇼독으로 사육되고 있다. 다른 하운드로 마찬가지이지만 이 아프간 하운드는 털 관리가 필수이다. 하루 최고 3~5번은 빗질을 해주어야 한다. 시각이 좋아 시각 하운드에 들어가며 움직이는 물체에 즉각 반응한다. 주인이 없는 경우 주의해야 하며 가족과 이별에 예민하다. 하지만 독립적인 성격 때문에 훈련을 잘 해주지 못하면 힘든 경우가 많다.

그레이하운드는 경주견이고 영국태생으로 단모종이며 배가 허리 쪽에 붙은 근육질 몸매로 공기 저항이 적고 시속 약 70킬로로 가장 빠른 개다. 눈 사이가 아주 넓어서 시야가 좋고 주인에게 다정하다. 타인에게 냉담하다.

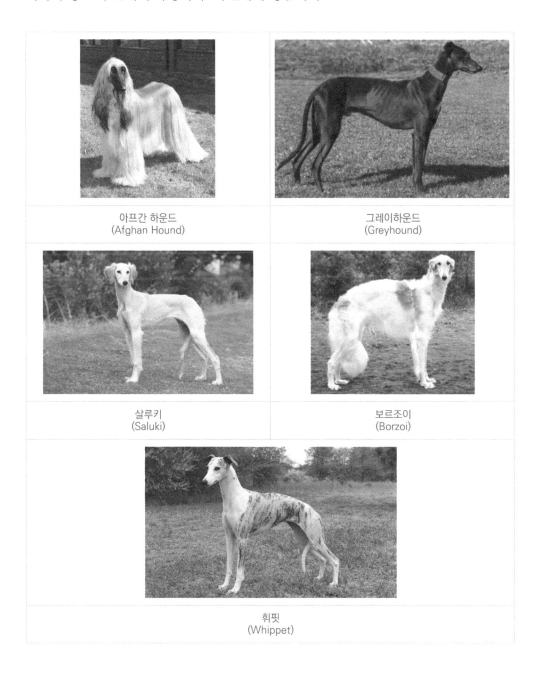

아프간 하운드 (Afghan Hound)	그레이하운드 (Greyhound)
살루키 (Saluki)	보르조이 (Borzoi)
휘핏 (Whippet)	

두 번째는 후각을 이용하는 사냥개, 후각 하운드다. 대표적으로는 블러드 하운드 (Bloodhound), 마셋 하운드(Basset Hound), 닥스훈트(Dachshund), 비글(Beagle) 등이 있다. 이들은 사냥감의 냄새를 추적하여 사냥하는 견종들이다. 후각 하운드의 대부분은 큰 귀를 가지고 있는데 냄새를 맡기 위해 고개를 숙이면 큰 귀가 펄럭거리며 주변에 남아있는 냄새를 개의 코 쪽으로 모아주는 역할을 한다. 그리고 그 냄새를 추적하여, 사냥감과 싸워서 사냥을 하는 견종이다. 이렇게 하운드 그룹은 사냥감을 향해 달려가고 추적하는 견종들로 이루어져 있다 보니 다른 동물에게 반응을 하는 경우가 많다. 대표적으로 도시에서는 고양이나 새들에게 짖고 달려드는 경우가 많으니 충분한 예절교육을 필요로 하고, 또 왕성한 에너지를 풀어줄 수 있는 환경과 보호자가 필요하다.

후각 하운드 견종 그룹은 특별히 잘 발달된 눈과 귀를 이용하여 사냥의 대상이 되는 동물들을 추적하여 사냥하는 견종들이다. 사냥용으로 길들여지다 보니 자신 보다 몸집이 작은 경우 먹이 또는 사냥감으로 오인하는 경우가 발생한다. 또한 인간으로부터 다소 독립적이어 주인과 호흡을 맞추기보다는 동료 개들과 잘 어울린다. 결국, 훈련에 다른 견종보다 어려운 점이 있으며 사물을 잘 쫓아간다. 언뜻 보면 게을러 보이고 집에서 쉬는 것을 좋아한다. 그러나 실제로는 사냥견이라 욕구 충족을 해주려면 오랜 시간 산책을 해주어야 한다. 굉장히 활동적이고 친근하며 코믹하다.

바셋 하운드는 프랑스 태생으로 바셋은 '낮다'라는 뜻의 프랑스어이다. 아주 뛰어난 후각으로 인해 후각 하운드라고 한다. 상냥하고 애정이 많으나 고집이 세고 귀찮아한다. 훈련에 애로사항이 많다. 닥스훈트와 마찬가지로 디스크위험이 높다. 닥스훈트는 독일태생으로 독일어로써 오소리 사냥이라는 뜻이다. 오소리 사냥에 쓰였던 개다. 그래서 활동적이며 명랑하고 장난이 많다. 훈련은 잘 적응하는 편이나 허리가 길어서 디스크 위험이 높다. 쓸데없는 짖음과 무는 성질이 있어 관리에 신경을 써야 한다. 배변

습관이 어렵다. 비글은 영국태생으로 사냥감 추적에 뛰어나다. 낙천적 성격으로 쾌활하고 환경적응이 좋다. 자주 짖는 편이며 활동적이다. 특히, 비글은 약품회사에서 실험동물로 사용되는 개이기도 하다.

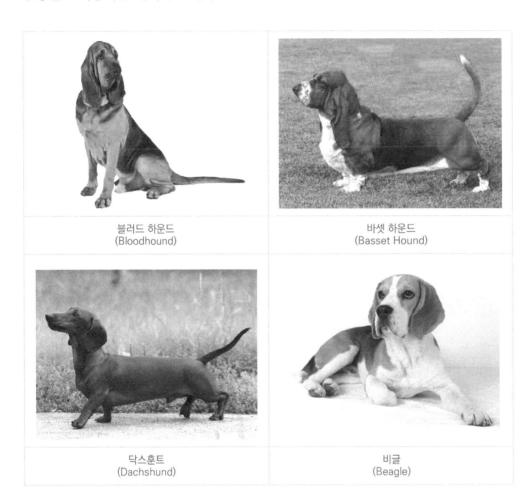

블러드 하운드
(Bloodhound)

바셋 하운드
(Basset Hound)

닥스훈트
(Dachshund)

비글
(Beagle)

스포팅 그룹(Sporting Group)은 새 사냥개 종류인데, 조류 사냥에 사용되는 사냥개들로시, 사냥감을 발견하여 표하는 것을 스포팅이라고 한다. 사냥감을 몰이하는 것, 쏘아 떨어뜨린 사냥감을 운반해 오는 것 등 각각의 작업을 장기로 하는 개들이다. 영국 포인터(English Pointer)나 아이리쉬 세터(Irish Setter) 등은 발견 표시 및 몰이를 잘 하고, 리트리버(Retriever)는 운반을 전문으로 한다. 리트리버, 스파니엘, 포인터, 세터 견종이 포함되는데 래브라도 리트리버(Labrador Retriever), 골든 리트리버(Golden Retriever), 코커 스파니엘(Cocker Spaniel)이 있다.

장시간 워킹 독으로 사람을 돕거나 사냥을 하던 그룹이기 때문에 활동성이 높은 편이다. 따라서 매일 최소 운동량 1시간을 채워주는 것이 필요하다. 스포팅 그룹 견종은 지능이 높은 편이다. 따라서 단순한 신체활동 뿐 아니라 두뇌활동을 병행하는 것도 중요하다. 머리 쓰는 것 없이 1~2시간 주인과 평화롭게 산책을 한 것만으로는 지루해할 수 있다. 두뇌활동이 필요한 어질리티나 숨겨진 공이나 간식 찾기 등을 함께 병행한다면 아주 즐거워한다. 특히, 래브라도 리트리버(Labrador Retriever)는 맹인 안내견으로 흔히 알려져 있고, 높은 지능지수와 사람을 좋아하는 견종이다. 리트리버 견종에서 Retriever는 회수견이라는 뜻으로, 사냥감을 회수하는 목적으로 기르는 견종에게 붙이는 이름이다. 래브라도 리트리버는 활동적이고 밝은 성격의 견종이며 근육질의 단단한 몸으로 활동량도 대단하다는 점 덕분에 수영, 원반던지기, 어질리티 등 외부에서 뛰고 달리는 활동을 즐긴다. 사람과 친화적인 성격 덕분에 맹인안내견부터, 인명구조견, 마약탐지견, 간호견 등 높은 지능을 통해 사람을 돕고 있는 견종이다.

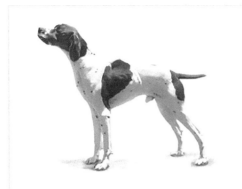

영국 포인터
(English Pointer)

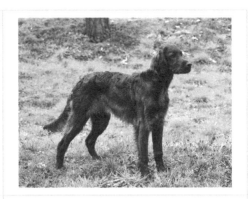

아이리쉬 세터
(Irish Setter)

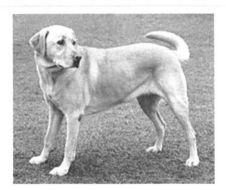

래브라도 리트리버
(Labrador Retriever)

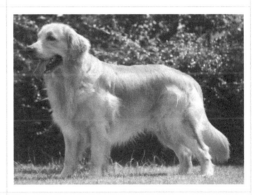

골든 리트리버
(Golden Retriever)

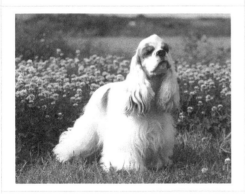

아메리칸 코커 스파니엘
(American Cocker Spaniel)

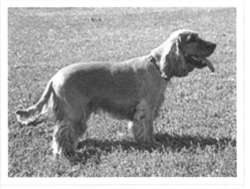

잉글리쉬 코커 스파니엘
(English Cocker Spaniel)

토이 그룹(Toy Group)은 애완견 종류이고, 애완용으로써 사육되는 개들인데, 소형의 개가 많고 특히 장모종은 감촉이 부드럽기 때문에 인기가 높으며, 말티즈(Maltese), 요크셔 테리어(Yorkshire Terrier)가 대표적 견종이다. 단모종으로는 치와와(Chihuahua), 미니어처 핀셰르(Miniature Pinscher)가 대표적이다.

토이 그룹은 소형견을 주로 키우는 우리나라에서 가장 흔하게 접하는 견종 그룹이다. 시츄(Shih Tzu), 토이 푸들(Toy Poodle), 포메라니안(Pomeranian), 페키니즈(Pekingese), 파피용(Papillon), 퍼그(Pug) 등도 이 그룹에 속한다. 토이 그룹이라고 매일 산책할 필요가 없다고 생각해서는 안 된다. 매일 30분~1시간의 운동이 권장되는데, 쉽게 지칠 수 있는 만큼 중간 강도로 2~3회에 나눠서 하는 것이 좋다. 특히, 퍼그나 페키니즈와 같이 단두종이라면 호흡기에 무리가 갈 수 있기 때문에 짧게 여러 번 운동을 하는 것이 필요하다. 또한, 토이 그룹은 그 크기가 작기 때문에 꼭 밖에 나가지 않아도 집에서 놀면서 운동량을 채울 수 있다. 특히, 던져진 공이나 인형을 물고 오는 것을 참 좋아하니, 밖에 나가지 못 하는 날에는 집에서 운동 시간을 갖는다.

한국인들이 좋아하는 견종들로는 푸들, 진돗개, 말티즈, 시츄, 요크셔 테리어, 치와와, 포메라니안, 삽살개, 시베리안 허스키, 잡종개인 똥개 등인데 이들 가운데 푸들(Poodle), 말티즈(Maltese), 시츄(Shih Tzu), 요크셔 테리어(Yorkshire Terrier), 치와와(Chihuahua), 포메라니안(Pomeranian) 등이 토이 그룹에 속한다. 특히, 푸들은 인간과 가장 오랫동안 지내오며 가장 많이 애완견화가 된 품종에 속한다. 다른 개들보다 사람과의 상호작용이 훨씬 뛰어나며, 공격성이 상당히 적고 천사 견으로 많이 알려져 있고, 노인과 어린이가 있는 가정에서 키우기 좋다.

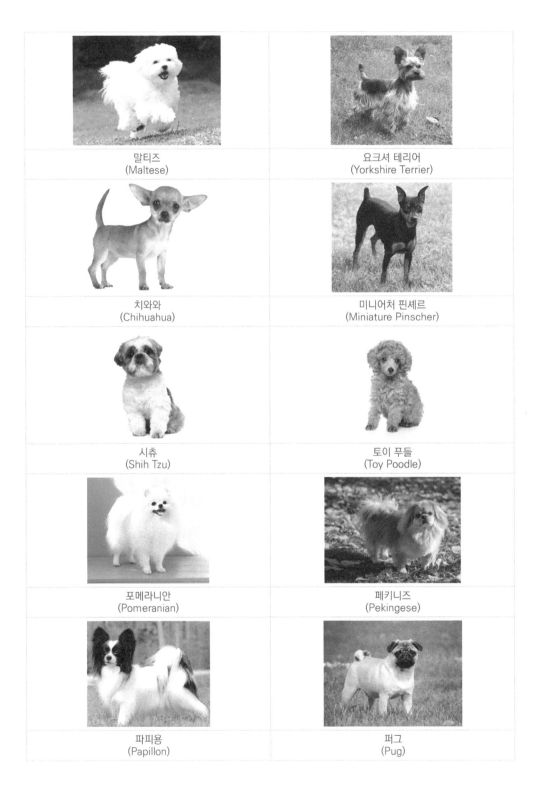

말티즈 (Maltese)	요크셔 테리어 (Yorkshire Terrier)
치와와 (Chihuahua)	미니어처 핀셰르 (Miniature Pinscher)
시츄 (Shih Tzu)	토이 푸들 (Toy Poodle)
포메라니안 (Pomeranian)	페키니즈 (Pekingese)
파피용 (Papillon)	퍼그 (Pug)

허딩 그룹(Herding Group)은 강한 강도로 1.5시간 이상 운동 시켜야 한다. 기존에는 모두 워킹 그룹으로 분류 되었으나, 그 중 일부가 허딩 그룹으로 새롭게 분류되고 있다. 셔틀랜드 쉽독(Shetland Sheepdog), 보더콜리(Border Collie), 웰시코기(Welsh Corgi), 저먼 셰퍼드(German Shepherd) 등이 포함된다.

허딩 그룹의 경우, 똑똑할 뿐만 아니라 에너지가 넘치기 때문에 지루해지면 행동적 문제를 보이는 경향이 있다. 따라서 강한 강도로 매일 운동을 시키는 것이 필요하다. 운동 패턴이 매번 똑같으면 지루해하기도 한다. 숨바꼭질이나 공놀이 등 다양한 방법을 시도하여 신체 및 두뇌활동을 함께 하는 것이 중요하다. 특히, 저먼 셰퍼드(German Shepherd)는 엘리트 느낌을 주며 늠름한 자태를 뽐내는데, 독일의 국견으로 알려져 기원이 독일일 것 같으나 프랑스 북동부에 있는 알자스가 원산지이다. 셰퍼드라는 이름은 '양치기 개'라는 뜻을 가지고 있으며 이름처럼 목양견으로 브리딩 되던 견종이다. 1차 세계대전에서 머리가 좋고 강인하며 충성심이 좋아 전쟁에서 맹활약을 하게 되어 독일군 뿐만 아니라 소련군에게도 매우 인기가 높았다. 저먼 셰퍼드는 뛰어난 신체능력으로 군견뿐만 아니라 어질리티, 트랙킹, 독 다이빙 등 다양한 도그 스포츠에서도 맹활약 중이고, '저먼 셰더(German shedder)'라는 별명을 가지고 있는데, 이는 털 빠짐이 매우 심하기 때문이다. 용감하고 책임감이 강하며, 붙임성 또한 좋은 편이다. 군견, 경비견, 목양견, 경찰견 등 어떠한 역할도 잘 수행해낸다. 주인에게 매우 충실하나 주인이 바뀌어도 잘 적응하고 그 주인에게 충실하기 때문에 절개가 없다고 말하기도 한다. 이런 점이 군견으로써 적합한 것인데 왜냐하면 군견 병이 죽거나 바뀌는 경우에 쉽게 적응할 수 있기 때문이다.

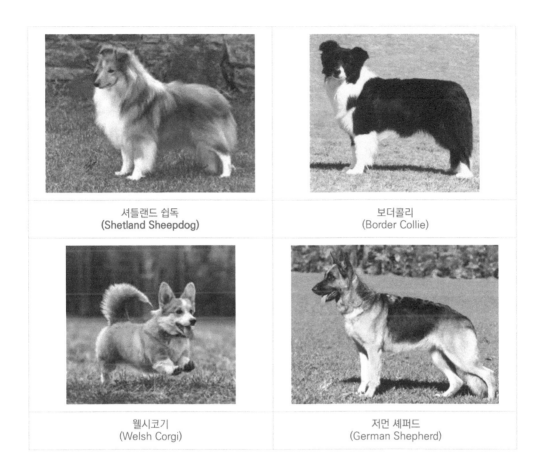

| 셔틀랜드 쉽독 (Shetland Sheepdog) | 보더콜리 (Border Collie) |
| 웰시코기 (Welsh Corgi) | 저먼 셰퍼드 (German Shepherd) |

테리어 그룹(Terrier Group)은 작은 짐승 사냥개 종류이고, 여우, 너구리, 수달 등 소형의 짐승 사냥에 사용되는 종류로서 작은 짐승과 격투하여 쓰러뜨리는 게 장기이다. 예민한 신경과 용감성이 있고, 투쟁심이 왕성한 특성을 갖는데, 이와 같은 성질을 '테리어 캐릭터'라고 하며, 이 종류의 특징이다.

테리어 그룹은 30분 이상 산책 시켜준다. 러셀 테리어(Russel Terrier), 불 테리어(Bull Terrier), 미니어처 슈나우저(Miniature Schnauzer), 화이트 테리어(White Terrier), 에어데일 테리어(Airedale Terrier), 폭스 테리어(Fox Terrier) 등이 포함되어 있는 테리어 그룹은 기존에는 땅을 파고 먹잇감을 찾는 데에 이용되었다. 크기는 큰 편이 아니지만 에너지가 넘치기 때문에 매일 실외에서 산책을 하는 것이 필요하다. 본능적으로 찾는 것을 좋아하므로 숨겨진 간식이나 공, 인형을 찾는 것을 굉장히 좋아한다.

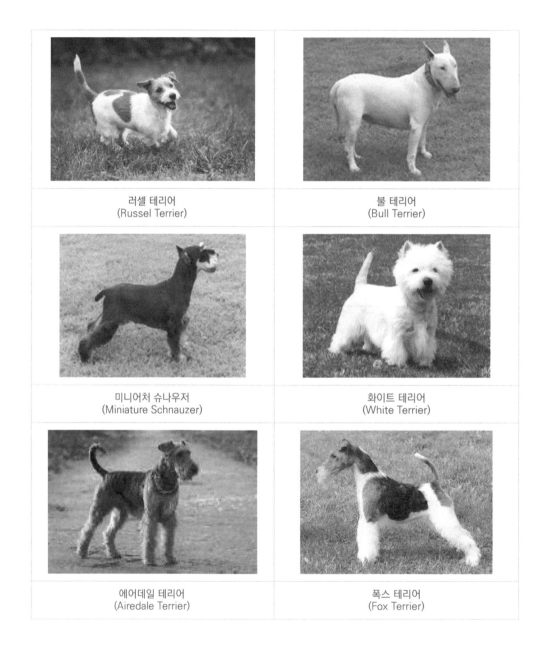

러셀 테리어 (Russel Terrier)	불 테리어 (Bull Terrier)
미니어처 슈나우저 (Miniature Schnauzer)	화이트 테리어 (White Terrier)
에어데일 테리어 (Airedale Terrier)	폭스 테리어 (Fox Terrier)

넌 스포닝 그룹(Non-Sporting Group)은 사냥개 이외의 종류이고, 어느 그룹에도 속하지 않는 개들을 일괄한 것이며, 불독(Bulldog), 차우 차우(Chow Chow) 등이 그 대표이고, 이밖에 스피츠(Spitz), 달마시안(Dalmatian), 푸들(Poodle) 등이 있다. 보스턴 테리어(Boston Terrier), 미니어쳐 푸들(Miniature Poodle), 스탠다드 푸들(Standard Poodle), 프렌치 불독(French Bulldog), 비숑프리제(Bichon Frise), 샤페이(Shar Pei), 꼬똥 드 툴레아(Coton de Tuléar), 라사 압소, 시바이누 등이 해당된다. 다른 그룹과 달리, 같은 그룹이라고 하여도 견종 간 차이가 크다. 예를 들어, 차우차우는 낮은 강도로 1시간 운동을 하면 충분하지만 푸들은 그렇지 않다.

넌 스포팅 그룹(Non-Sporting Group)은 딱히 다른 그룹에는 포함시키기 어려운 개들이기 때문에, 현재로선 특정한 고유의 역할이나 능력이 없지만, 그럼에도 불구하고 사랑스러운 반려견으로서는 충분한 사랑을 받고 있는 견종들이다.

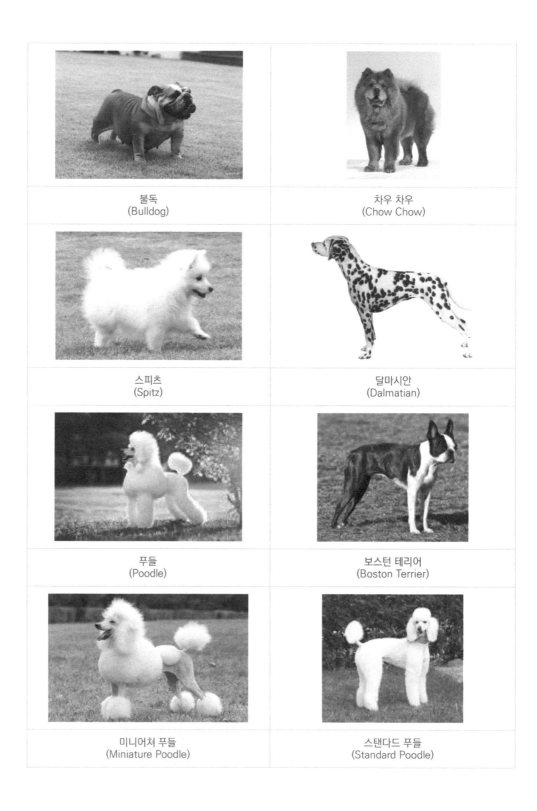

불독 (Bulldog)	차우 차우 (Chow Chow)
스피츠 (Spitz)	달마시안 (Dalmatian)
푸들 (Poodle)	보스턴 테리어 (Boston Terrier)
미니어쳐 푸들 (Miniature Poodle)	스탠다드 푸들 (Standard Poodle)

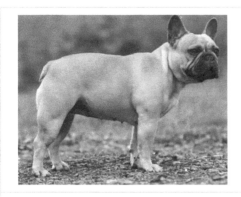

프렌치 불독
(French Bulldog)

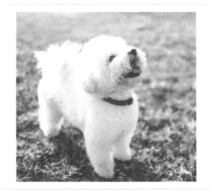

비숑프리제
(Bichon Frise)

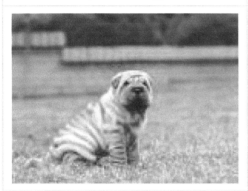

샤페이
(Shar Pei)

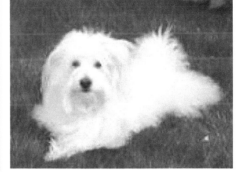

꼬똥 드툴레아
(Coton de Tuléar)

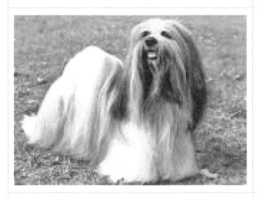

라사 압소
(Lhasa Apso)

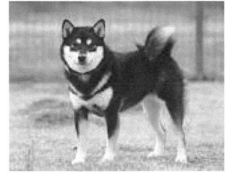

시바 이누
(Shiba Inu)=시바견

고양이의 종류는 장모와 단모로 나눌 수 있으며, 또 체형도 가지각색으로 둥글둥글한 고비타입과 날씬한 근육질의 포린 타입, 호리호리하고 길쭉한 오리엔탈 타입으로 분류되기도 한다. 다양한 색상의 털을 가지고 있기도 한다.

페르시안(Persian cat)은 세계적으로 최고의 인기를 누리는 긴 털 고양이의 대표 주자로 품위 있는 외모에 차분한 성격이 합쳐져 '고양이의 귀부인'이라는 별명이 있다. 털과 눈의 색깔이 매우 다양하게 나타나며, 푸른 눈을 가진 흰 고양이가 인기가 높다. 전체적으로 둥글둥글 친근한 인상을 주고 넓은 가슴, 굵고 짧은 다리와 역시 굵고 짧은 꼬리를 가지고 있는데 얼굴은 자몽 모양으로 둥글며, 코는 짧고 낮다. 얌전하고 의젓하며 느긋한 성격에 빗질을 좋아하며 얌전하고 주인을 잘 따르는 특징이 있는데 말이 없기로도 유명하지만 목소리는 매우 작고 사랑스럽다. 털이 긴 고양이의 대표이고 몸 전체에 가늘고 긴 털이 풍성하게 나 있다. 흰색, 검은색, 회색 등 털 색깔이 다양하고 성격은 온순한 편이다.

터키쉬 앙고라(Turkish Angora cat)는 터키 고산 지방의 쌀쌀한 기후를 견디기 위해 긴 털을 가지게 되었다. 이 고양이를 보호하던 동물원이 있던 앙고라, 지금의 앙카라라는 도시에서 이 품종의 이름이 유래했다. 처음의 터키쉬 앙고라는 온몸이 흰색이었으나 갖가지 색깔과 무늬를 가진 품종이 사랑받고 있다. 영리하고 호기심이 많아 항상 무언가를 하느라 바쁘기 때문에 쳐다만 보아도 즐거움을 준다. 주인이 쓰다듬어 줄 때는 얌전히 앉아 즐기는 귀염둥이로 가족 중 한 명만 골라 유독 친근하게 구는 일도 자주 보인다.

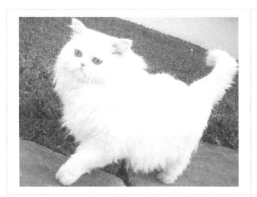

페르시안
(Persian cat)

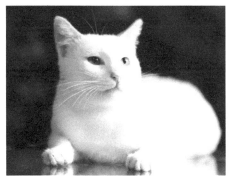

터키쉬 앙고라
(Turkish Angora cat)

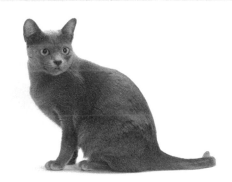

러시안 블루
(Russian Blue)

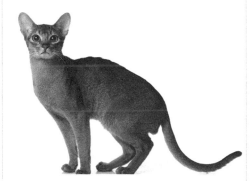

아비시니안
(Abyssinian cat)

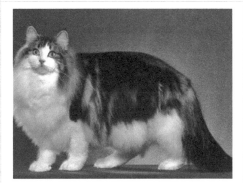

노르웨이 숲
(Norwegian Forest cat)

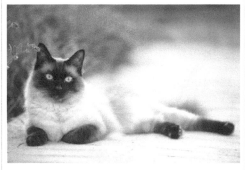

샴 고양이
(Siamese cat)

러시안 블루(Russian Blue)는 러시아산으로 추측되나 2차 대전 때 거의 사라지다 시피 했던 혈통의 맥을 잇는 과정에서 스칸디나비아와 영국의 고양이들이 교배에 참가했다. 푸르스름한 은빛 털색과 초록 눈빛, 수줍음이 많으면서도 웃고 있는 표정과 늘씬하면서도 다부진 체격에서 넘치는 매력으로 '단모종의 귀족'이라는 별명을 가지고 있다. 길고 가는 뼈대에 유연한 근육질 체형이 돋보이며 짙은 초록색 눈은 둥그스름하며 눈 색깔이 두 번 바뀌는 것으로 유명하다. 처음 태어났을 때 가지고 있던 짙은 청회색 눈이 생후 2개월 령쯤 되어 노란색으로 바뀌고, 생후 5~6개월 령 전후로 다시 초록색으로 바뀐다. 러시아 북동부 지역의 아크엔젤 제도에서 처음 발견되었다. 털색이 푸른빛을 띠고 있어 러시안 블루라고 불렸으며, 아크엔젤 블루라고도 불렸다. 호주에서는 '러시안 화이트'라고 흰털을 지닌 묘종도 있다.

아비시니안(Abyssinian cat)은 피라미드에서 출토된 고양이 모양의 조각상을 보면 아비시니안 고양이와 매우 닮았으며 또한 이집트 벽화에서 보이는 짙은 눈 화장 역시 아비시니안 고양이가 가진 특징이기도 해서 이 품종은 고대 이집트에서 숭배되던 성스러운 고양이라는 설도 있다. 몸매는 힘 있는 곡선을 그리며, 눈 주변에 마치 아이라인을 그린 것 같은 검은 띠가 있다. 눈의 색깔은 구리 색, 금색, 노란연두, 녹색 등이 있으며 푸른색 눈이나 짝눈은 나타나지 않는다. 온순한 성격이면서도 대단히 활발하고 놀이를 좋아해 끊임없이 돌아다니기를 좋아하기 때문에 사람에게 얌전히 안겨 있는 것보다는 늘 주변을 맴돌며 주인이 무얼 하는지 지켜보는 것을 좋아한다.

노르웨이 숲(Norwegian Forest cat)은 조상 중에 터키나 러시아산의 긴 털 고양이가 섞여 있다는 설이 있는데 수백 년의 세월을 거쳐 북유럽의 혹독한 날씨를 견딜 수 있는 방수성 장모로 진화한 것으로 보인다. 성장하는 데에 오래 걸리지만 완전히 어른이 되었을 때의 큼직한 체격은 야성미를 더욱 더해준다. 크고 튼튼하며 다리도 몸체도 전체적으로 매우 단단한 근육질로 귀에는 장식 모가 나 있다. 눈은 파란색을 제외한 모든 색을 가질 수 있다는데 전신이 흰 고양이는 파란 눈도 순종으로 인정된다. "놀숲"이라 줄여서 부르기도 한다. 노르웨이의 수목 지대에서 자연 발생한 종이며, 지능은 높은 편이다. 꼬리가 일반적인 고양이 꼬리 모양이 아니라 마치 너구리같이 생겼다. 털이 다른 종보다는 적게 빠지는 편이다.

샴 고양이(Siamese cat)는 태국 원산의 고양이의 한 종류이다. 샴은 태국에서 자연 발생한 종으로 흔히 태국 왕가의 고양이 품종이라고 알려져 있지만, 태국 왕실 고양이는 카오 마니(Khao Manee)라고 따로 있다. 영어로 시아미즈 캣(Siamese)이라고 불리는데, 이 시아미즈라는 단어는 태국 원산지인 생물의 이름에 대체적으로 붙이는 접두사다. 샴(Siam)은 타이왕국의 옛 명칭이기도 하며, 타이어로 '달의 다이아몬드'라는 뜻인데 고양이의 눈을 보면 납득이 된다.

2

반려동물의 생리 및 특성

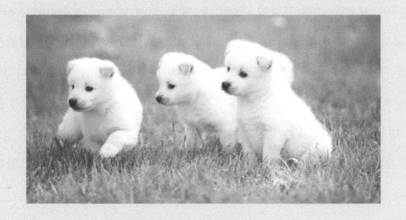

반려동물의 생리 및 특성을 구체적으로 소개하고 이해한다.

반려견의 경우 수컷은 항상 생식이 가능하다. 하지만 매일 성적 행위를 한다는 의미는 아니며, 보통은 주변 자극에 반응한다. 예를 들어, 주변에 발정기인 암컷이 있다면 페로몬이 분비되어 수컷 반려견을 자극하는 것이다. 그렇다고 마운팅 행위가 꼭 성적인 것은 아니다. 주인을 오랜만에 봐서, 다른 반려견과 놀고 싶어서 등 다양한 이유에서 마운팅을 하기 때문이다. 발정기 암컷 반려견은 사춘기부터 시작해, 약 6개월에 한 번씩 발정기가 온다. 사춘기 시기는 반려견마다 다르나, 보통 8~10개월 정도에 첫 생리, 즉 초경을 경험한다. 일반적으로 소형견의 경우 초경이 대형견보다 일찍 온다. 일단 행동으로 생리의 시작을 알아차릴 수 있다. 안 하던 행동들을 한다던가, 외음부 부분을 핥는 행동을 한다면 생리 징후로 생각할 수 있다. 눈에 보이는 변화로는 생리 시작 3~7일 전에 외음부가 부어서 부풀어 오르는 것 그리고 소변을 자주 보는 것이 있다. 발정기 주기를 보면, 소형견은 1년에 2~3번 정도 발정기가 올 수 있는 반면, 대형견은 12개월에서 18개월마다 발정기가 올 수 있다. 즉, 소형견보다 대형견의 생리

주기가 더 긴 편이다. 또한, 발정기를 처음 겪는 암컷 반려견은 2살이 될 때까지 발정기 주기가 불규칙적으로 이어질 수 있다.

발정기 단계를 보면, 발정기는 보통 2~3주간 지속되는데 크게 4단계로 나눌 수 있다. 발정기가 첫째 단계인데 이 때에는 앞서 말한 것처럼 발정 준비기에 외음부가 부풀어 오르며, 평소 안하던 행동들을 하고는 한다. 식욕도 전보다 감소할 수 있다. 그 다음 출혈기인데 이 때에는 출혈이 나오는 시기로 보통 7~10일 정도 지속된다. 출혈 시작되고 처음 며칠 동안은 피가 섞인 분비물이 나오는데, 이 분비물은 발정 주기 동안 색이 바뀔 수 있다. 약 7~10일이 지나면, 보통 액체로 된 분홍색의 분비물이 나온다. 그리고 교배기인데 교배기는 사람으로 치면 가임기라고 볼 수 있다. 출혈이 멈추고 4~5일, 즉 생리를 시작하고 11~15일 정도 되는 시기까지가 임신이 가능한 시기이다.

임신기는 발정기 기간에 암컷 반려견과 수컷 반려견이 교배를 한다면, 임신할 가능성이 있다. 반려견의 임신 기간은 약 63일 즉, 9주이지만, 약 3주가 지나야 정확한 임신여부를 알 수 있다. 초음파 검사는 임신 후 약 25일 후에 할 수 있다. 임신이 의심되면, 가능한 한 빨리 진료를 받는 것이 좋다. 임신을 원치 않으면, 중성화 수술을 진행할 수 있다. 이 때 암컷의 경우 난소를 제거하는 것이고, 수컷의 경우 고환을 제거하는 것이다.

중성화 수술의 시기는 많은 견주들의 고민이다. 특히, 암컷 반려견의 경우 수컷 반려견보다 다소 복잡한 수술을 해야 한다. 복강 안에서 수술을 하는 것이기 때문에 복부를 절개하는 개복수술을 해야 하기 때문이다. 그래서 너무 어린 나이에 하기에도 부담이다. 보통 동물병원 원장들은 첫 생리 전 수술을 권한다. 신체적 건강 측면에서 첫 생리 전에 수술을 하는 것이 유선종양과 자궁축농증을 예방해준다는 것이 그 배경이다. 다만, 첫 생리 전 중성화 수술을 할 경우 반려견의 사회성을 떨어트리고 성격에 영향을 미칠 수 있기 때문에 견주의 고민이 필요하다. 연구에 따르면, 대형견은 6살이 될 때까지 기다려야한다는 연구 결과도 있다.

고양이는 생리 중에도 청결 그리고 천적으로부터 보호하기 위해 혈흔을 감춘다. 고양이도 암수의 교미 과정을 통해 임신을 하고 새끼를 낳는다. 물론 난소에서 난자가 생성되어 배출하는 생리 과정이 똑같이 필요하다. 강아지는 사람처럼 생리 기간 동안 눈에 띌 정도로 출혈하지만 고양이는 조금 다르다. 그래서 많은 사람들이 '과연 고양이는 생리를 하는 걸까' 하는 의문을 가지기도 한다.

고양이도 똑같이 생리를 한다. 다만 고양이의 생리는 난자의 생성과 배출을 나누어 생각해야 한다. 암컷 난소에서 생겨난 난자는 수컷과의 교미 행위가 있을 때만 자극에 의해 배출된다. 그렇기 때문에 교미자극이 없을 시 난소에서 만들어진 난자는 배출되지 않고 그대로 자연 흡수된다. 암컷 고양이가 발정이 나면 소리를 내 수컷을 불러 끌어 모은다. 냄새보다 소리가 더욱 효과적이기 때문이다. 고양이의 생리 주기는 사람과 비슷한 30일 전후로 발생한다. 강아지가 6~7개월에 한 번 생리하는 것과 달리 고양이의 주기는 거의 일정한 편이다. 발정 기간은 보통 일주일에서 열흘 정도 지속된다.

고양이 주인은 생리기간 동안 주의해야 할 점이 있다. 특히 교배를 준비 중이라면 금지해야 할 행동이 있는데 바로 엉덩이를 토닥거리는 행위이다. 이 때 고양이는 교미할 때와 비슷한 자극을 받아 배란이 일어난다. 고양이 생리에는 피가 나오지 않는다. '고양이가 생리할 때는 피가 아니라 맑은 액체 성분만 나온다.' '피가 보이지 않기 때문에 고양이는 생리를 하지 않는다.'라는 설이 있지만 고양이도 생리를 하고 그 과정에서 출혈을 한다. 고양이는 매우 깔끔한 동물이다. 모래만 깔아 놓으면 철저히 대소변을 가리는데 생리를 할 때도 스스로 처리하는 경우가 많다. 기본적으로 고양이도 생리할 때 출혈이 발생한다. 다만 강아지와 비교했을 때 그 양이 훨씬 적어 표시가 잘 나지 않을 뿐이다. 특히 야생에서 자란 고양이는 천적에게 노출되는 것을 막기 위해 출혈

부위를 핥아 없애는 습성이 있다. 고양이도 생리 시 출혈이 일어나지만 그 양이 많지 않고 깔끔한 고양이의 성향 상 곧바로 흔적을 지우는 경우가 많다. 한 달 주기로 일정하게 생리를 하는 고양이도 나이를 먹을수록 임신 가능성이 줄어든다.

강아지의 경우 폐경이 없지만 고양이에게 폐경이 있다고 단언할 수는 없다. 다만 고양이는 생후 6~7년이 넘어가면 생성되는 난자 수가 현격하게 줄어 임신 가능성도 낮아지고 10년이 넘어가면 거의 임신이 어려운 상태가 된다. 특히 나이가 많은 고양이가 노령 임신을 했을 때 건강에 위험을 초래할 수 있기 때문에 교배는 자제하는 것이 좋다.

길고양이가 환영받지 못하는 이유 중 하나가 발정기 동안 내는 소리 때문이다. 고양이는 생후 6개월 전후로 생리가 시작되는데 이 때 찾아오는 것이 발정이다. 고양이도 본능에 충실한 동물인데 발정은 몸의 변화를 표현하는 방법의 하나이다. 일반적으로 고양이의 발정은 3일에서 10일 정도 지속된다. 날씨가 따뜻한 계절에 발정이 빈번하게 발생하지만 최근 집 안에서 생활하는 고양이는 날씨 변화와 관계없이 일어나기도 한다.

고양이 중성화 수술은 강아지와 마찬가지로 호르몬 분비 기관을 제거한다. 암컷은 난소와 자궁을 드러내고 수컷은 고환을 제거하는 것이다. 첫 발정기 이전에 중성화 수술을 받은 고양이는 교미 행동을 보이지 않는다. 학습효과가 없기 때문이다. 반대로 몇 차례 발정기를 경험한 고양이는 중성화 수술을 받더라도 경험에 의해 욕구를 드러내는 행동을 보인다. 그렇게 때문에 중성화 수술을 결심했다면 가능한 한 고양이가 어릴 때, 생후 6개월 내에 진행하는 것이 좋다.

햄스터의 배란주기는 4일이며, 암컷의 난소에서 난자의 발육, 배란, 황체 형성, 황체 퇴화가 주기적으로 반복된다. 그러나 햄스터는 황체 퇴화 시에 출혈이 없다. 사람,

고릴라, 원숭이의 생리 시, 성주기에 동반하여 난소에서 배란 후, 수정란이 착상되지 않았을 때, 난소에서 황체 퇴화가 일어나며, 자궁내막의 일부가 떨어져 나와, 출혈과 함께 몸 밖으로 배출 되는 출혈현상이 햄스터는 없다. 햄스터의 암컷은 배란 후에 납 상분비물 즉, 끈적끈적하고 매우 특이한 냄새를 내는 분비물이 질 내로 나오는데, 이 것은 생리와는 무관하다.

3

반려동물의 행동 패턴

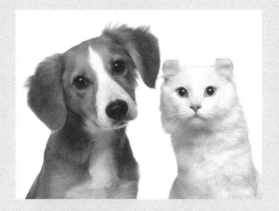

반려동물의 행동 패턴을 구체적으로 소개하고 이해한다.

보통 반려견은 온 몸으로 이야기한다. 반려견은 인간의 말을 할 수는 없지만, 인간의 말을 이해할 수 없다고 단정 지을 수도 없다. '착하다', '아주 잘 했어'라는 칭찬의 말에 반려견이 기쁘게 반응하는 것은 반려견을 키워 본 사람이면 누구나 경험한다. 반대로 '바보 같은 녀석' 등의 말을 들을 때에는 토라지거나 으르렁거리는 반려견이 있다. 반려견이 이해하는 것은 말 자체가 갖는 의미보다 그 말에 담긴 인간의 감정이다. 말 할 때 주인의 태도나 목소리의 상태에서 그 말이 애정이 담긴 말인지, 악의가 있는 말인지를 판단하여 그것에 반응한다.

경계하고 있을 때는, 귀를 쫑긋 들어 올려 주위 소리를 들으려 한다. 위협할 때는, 귀를 세우고 앞으로 향한다. 공포를 느낄 때는, 귀를 뒤로 젖힌다. 강하게 위협할 때는 자세가 높다. 약한 모습으로 무서워 할 때는 자세가 낮다. 기쁠 때나 경계, 요구를 표현할 때 짖는 소리는 '왕, 왕'이고, 외로움, 불안, 응석을 표현할 때 짖는 소리는 '컹, 컹'이며, 공포나 고통을 표현할 때 짖는 소리는 '깽, 깽'이고, 동료를 부르거나 흉내 낼 때 짖는 소리는 '우-, 오-'이며, 화를 내거나 위협을 표현할 때 짖는 소리는 '으르렁'이고,

기쁠 때는, 허리와 함께 크게 좌우를 꼬리를 흔든다. 흥분하거나 경계를 할 때는 아주 조금 좌우로 꼬리를 흔든다. 무서워 할 때는, 엉덩이를 감추듯 둥글게 감아 밑으로 꼬리를 넣는다. 위협할 때는, 꼬리를 세워 크게 보이도록 한다.

반려견은 커서도 놀고 싶은 마음이 있다. 같이 놀자고 주인을 유혹하는 반려견의 동작들이 있다. 반려견은 사람과 살면서 길러진 놀기 좋아하는 성격이 있다. 대부분의 동물은 어린 시절 놀이를 통해서 어른이 되기 위해 필요한 것을 배운다. 반려견은 조상인 늑대도 일정한 나이가 될 때까지는 여러 가지 놀이를 배운다. 그러나 늑대는 어른이 되면 살아가기 위해 사냥을 해야 한다. 또한 어느 정도 나이가 되면, 무리의 구성원으로서 어리고 약한 늑대를 지키는 보호자 입장으로 바뀌기 때문에 놀이를 졸업해야만 한다. 한편 사람과 함께 사는 반려견은 사냥할 필요가 없고, 주인에게 보호받는 생활이 보장되기 때문에 무리해서 어른이 될 필요가 없다. 그렇기 때문에 성견이 되어도 강아지 때의 순진한 마음 그대로 주인에게 놀자고 조르게 된다.

반려견은 평화주의자이며, 반려견의 놀이는 싸움을 피하는 처세술이다. 반려견은 다양한 몸의 언어를 통해 주인에게 놀자고 유혹한다. 절하는 것과 비슷한 자세나 손짓 등 몇 가지 동작이 있기 때문에 언뜻 보면 의미 없는 행동으로 생각할지 모르지만 이런 움직임은 모두 '사회적인 복종'을 나타낸다. 자세를 낮추는 것도, 배를 보이는 것도, 상대의 입가를 핥는 것도, 원래는 무리 속에서 지위가 낮은 늑대가 지위가 높은 늑대에게 보이는 행동이다. 그 행동 속에는 '나는 당신보다 아래의 입장이나 싸움을 걸 의도는 없다. 당신을 신뢰 하고 있다. 그러니 사이좋게 함께 놀자!' 라는 마음이 숨어 있다. 즉, 늑대한테 놀이는 무리 속에서 불필요한 투쟁을 피하는 처세술이다. 당연히 그 습성은 자손인 반려견에게도 이어졌고, 놀자고 유혹하는 상대는 친하게 지내고 싶은 사람, 무리의 동료로 인정받고 있는 사람으로 볼 수 있다.

단, 일반적인 복종행동과는 달리 반려견이 놀자는 목적으로 취하는 복종 자세는 반드시 그 개체의 지위가 낮음을 나타내는 것은 아니다. 성견이 강아지와 놀아 줄 때 등은 강한 개가 스스로 배를 보이면서 자신은 위협할 의사가 없다는 것을 나타내어 약한 개를 놀이로 유도하기도 한다.

주인에게 놀자고 조르는 여러 가지 동작이 있다.

절하는 자세가 있는데 이것은 머리를 낮추고, 등을 활처럼 구부리고 주인을 올려보면서, 앞뒤로 팔짝팔짝 작게 점프, 허리도 함께 흔드는 경우이다.

완전 복종 자세가 있는데 이것은 몸을 뒤집어서 발을 올리고, 국부를 보인다. 강아지나 복종심이 강한 개 가운데는 이 상태에서 소변을 누는 개도 있다.

몸을 건들거나 핥는 동작인데 이것은 주인에게 몸을 바짝 붙이거나 얼굴, 특히 입가를 핥는다. 어미에게 응석부리는 동작으로 주인과의 소통을 원하는 경우다. 손짓 자세가 있는데 이것은 한 손을 가볍게 등에 올리거나 한 손을 주인의 몸에 댄다. '나 좀 봐 주세요'라는 표시이다.

힘 있게 달려오는 동작인데 이것은 자세를 낮추고, 귀를 뒤로 젖히고, 입을 벌려 기쁨을 표현 하면서 가까이 달려온다. '떨어져 있어서 외로워요, 놀아주세요!'라는 의미이다. 멈추면 바로 절하는 자세를 취하거나 배를 뒤집어 보이는 경우도 많다.

가족은 무리의 소중한 동료이므로 만나지 못하면 외로워진다. 가족의 형태가 바뀌는 것만으로 우울해지기도 한다. 반려견은 본래 무리를 지어 생활하는 동물이다. 현대의 개한테 무리는 곧 가족이다. 때문에 지방 발령으로 아버지가 집을 떠나는 등 무리의 멤버인 가족의 형태가 변화하는 것만으로도 반려견의 정신 상태는 크게 동요한다.

동료를 만날 수 없다는 외로움 때문에 우울해질 수도 있다. 이런 경향은 자신을 잘 돌보아주던 사람이 없어진 경우에는 더욱 뚜렷하게 나타난다. 외로운 상태가 오래 계속되면 식욕을 잃거나, 오랜 시간 계속 짓는 등 여러 가지의 행동 변화가 일어난다.

외로울 때는 애달픈 울음소리로 표현한다. 주인이 잠시 관심을 보이지 않는 등의 일시적인 외로움일 때는, 코로 소리를 내면서 '커 - 엉, 커 - 엉'하고 애달픈 소리로 주인의 관심을 끌려고 한다. 그 때 반려견의 표정은 슬픈 눈으로 허공을 올려다보면서 맥없이 어깨를 떨어뜨리고 무척 외로운 모습이다.

또한, 불안을 느낀 경우에는 주인에게 바짝 몸을 붙이거나, 주인 뒤에 숨는 듯한 행동을 취하기도 한다. 외로울 때의 특효약은 주인의 따뜻함이다. 무리를 지어서 생활하는 반려견은 혼자 있으면 강한 불안함을 느낀다. 그렇기 때문에 주인과 떨어지거나, 주인의 무관심은 매우 고통스러운 일이다. 이런 정신적인 쇼크는 면역력을 저하시켜 건강까지도 해친다.

개의 권리 의식이 높은 서양에서는 개를 주인의 방과 멀리 떨어진 밖에 묶어둔 채 놓아두는 것만으로도 방치하는 학대로 보기도 한다. 개는 항상 주인에게 따스함이나 부드러운 말을 바라고 있다.

만일, 급한 일이나 여행 등으로 반려견을 어딘가에 맡겨야 할 경우에는 좋아하는 장난감이나 쿠션 등과 함께 주인의 냄새가 나는 옷을 함께 가져간다. 그 옷에 얼굴을 비비는 것만으로도 개는 어느 정도 외로움을 달랠 수 있다.

오랜 기간의 외로움 때문에 일어나는 행동 변화에는 다음과 같은 것들이 있다. 계속 짖게 되는데 이는 주인을 부르는 의미도 있지만, 정신적으로 불안정해져서 일으키는 상동 행동 즉, 정신적 불안으로 같은 행동과 말을 계속해서 반복하는 것의 하나라고 본다.

앞발을 계속해서 핥는 행동을 하는데 이것도 상동 행동의 하나로서 계속해서 핥으면 피부가 문드러져서 지성피부염이 되는 경우도 있다. 식욕을 잃는 경우인데 이것은 건강한 개가 식욕부진이 되는 경우는 없지만 식욕부진은 몸이나 마음에 문제가 있다는 징조이기 때문이다.

배설 훈련 실패가 거듭되는데 이는 이미, 배설가리기가 길들여져 있는 개가 정해진 장소 외에 배분 배뇨하는 것은 스트레스를 느끼고 있는 경우이기 때문이다.

반려견은 마운팅(mounting)으로 상하 서열관계를 확인한다. 반려견은 주인의 발에 걸터앉아 허리를 누르면서 붙이거나, 슬리퍼나 봉제인형을 끌어안고 허리를 앞뒤로 움직이는 경우가 있다. 이것이 마운팅이다.

수캐 가운데 너무 흥분한 나머지 발기되는 반려견도 있는데, 이를 교미행위로 생각하여 '이런 이 녀석 부끄럽게'라든가, '어서 빨리 짝을 찾아야겠군' 하고 생각하는 사람이 많다. 분명히 교미 목적으로 수캐가 암캐를 올라타는 행위가 마운팅이며, 교미상대가 없는 수캐가 암캐 대신에 마운팅하는 사례가 없는 것도 아니다.

그러나 일반적으로 동물은 자신과 다른 종류의 동물에게 성적 매력을 느끼는 경우는 없다. 마운팅은 우위성을 나타내는 행동이기도 하다.

뒤에서 상대를 덮쳐 교미 자세를 취하는 전형적인 마운팅 행동을 나타낸다. 상대의 등 위에서 앞발로 올라선다. 또한 상대의 등에 턱을 얹는 것만으로도 우위성을 나타내는 표현이 된다.

상대의 얼굴을 앞발로 쓰다듬는다. 상대의 귀를 핥는다. 앞발로 상대를 누르고 귀 뒤나 목, 어깨를 가볍게 문다.

반려견은 첫 만남이라도 인사는 거르지 않는 정직한 성격이 있다. 엉덩이 냄새를 맡는 것이 반려견의 인사이다. 원래 무리를 짓고 생활했던 반려견에게는 인사가 결코 잊어서는 안 되는 중요한 사회 행동이다.

예를 들어, 처음 만나더라도 두 마리 이상의 반려견이 모이면 각각 정보를 교환하고 인사가 시작된다. 주인 입장에서는 상대 반려견의 이름이나 성별이 신경 쓰이지만, 개한테 필요한 정보는 두 말 할 것 없이 상대의 냄새다. 특히 항문 가까이에 있는 항문선에서 나오는 분비물은 반려견에 따라 냄새가 다르기 때문에 상대를 식별하는 명함 같은 역할을 한다.

이 때 당당히 자신의 냄새를 맡게 하는 반려견은 자신 있는 강한 반려견이다. 그러나 자신 없는 반려견은 꼬리를 내려 항문을 감추는 경우도 있다.

우호적으로 인사하지 못하는 반려견은 주인이 제어하고 있는 것이다. 첫 만남에서 인사가 잘 이루어지지 않으면 친구로 사귈 수 없다.

주인은 최대한 방해받지 말고, 반려견들끼리 서로 상대의 정보를 얻고 안심할 때까지 냄새를 맡게 내버려 둬야 한다. 단, 사람처럼 반려견도 궁합이 있어 모든 개가 사이 좋게 지내는 것은 아니다.

특히 공격성이 강한 반려견끼리 만나거나, 서열 의식이 강한 반려견들 또는 사회성이 없는 즉, 몸 언어를 모르는 반려견은 다른 개와 처음 만났을 때는 어느 쪽이든 양보하여 복종의 자세를 하지 않는 한 싸울 수도 있다. 우호적인 인사를 기대할 수 없을 때에는 주인들은 서로 자기 반려견을 제어하여 싸움이나 부상을 피해야 한다.

처음 만난 개와 인사하는 방법이 있다.

갑자기 개한테 다가가거나 달려들듯이 행동하면 개는 위협받는 것으로 느껴, 무서워하거나 때로는 공격적인 태도를 보이기도 한다. 처음 만나는 개한테는 개들끼리의 인사처럼 아무렇지 않은 듯 자신의 냄새를 맡게 하는 것부터 시작한다.

이름을 부르면서 주먹을 슬쩍 코끝에 내밀어 냄새 맡게 한다. 이 때 정면으로 가까이 다가서는 것을 피하고, 반드시 옆에 나란히 수평적인 위치에서 선다. 시선도 맞추지 않는다.

충분히 주먹 냄새를 맡았으면, 천천히 주먹을 펴서 손바닥을 위로 향하게 한 다음, 아래쪽으로부터 턱이나 목 주위를 부드럽게 만진다. 처음 만나는 상대의 냄새와 악의가 없다는 것만 확인하면 안심한다. 단, 처음 만났을 때는 너무 심하게 쓰다듬지 말아야 한다.

반려견에게 해서는 안 될 행동으로는 정면에서 가까이 다가간다든지, 계속 응시한다든지, 무서워하거나 싫어하는데, 무리하게 인사하려고 한다든지 하면 위협받는다고 느껴서 무서워하거나 공격적으로 나오기도 한다.

고양이가 주인이 찾아다닐 때의 행동을 보면 다음과 같다.

고양이는 주인이 옆에 있을 땐 본 척 만 척하다가도, 눈앞에서 사라지면 찾아 돌아다니곤 한다.

고양이에게 주인은 엄마와 같은 존재다. 갑자기 보이지 않으면 불안해하는 고양이도 있다.

고양이가 높고 큰 소리로 '아-옹'하고 울 때에는 발정기 울음소리를 떠올리기 쉽다. 하지만 중성화 수술을 한 고양이라면 주인을 찾는 목소리일 수 있다.

주인이 화장실을 가거나 모습을 보이지 않으면 큰 소리로 부르기도 한다. 고양이의 감각 중 가장 예민한 것은 바로 청각이다.

주인이 자주 있는 곳 주변을 서성인다. 평소 주인이 자주 있거나 휴식하는 곳 주변을 서성이는 것도 주인을 찾아다닐 때의 행동일 수 있다.

특히 주인이 휴식하는 곳을 중심으로 서성이는데, 때때로 주인을 큰 고양이로 생각하는 고양이는 자신이 쉴 곳을 찾아보기도 한다. 소파 밑이나 창 커튼 뒤 등 자신이 몸을 숨길 것 같은 곳을 찾는 것이다.

문을 열면 고양이가 앞에 앉아 기다리고 있는 경우가 종종 있다. 특히 화장실이나 욕실 앞에서 기다릴 때가 많은데 주인의 일정한 행동 패턴을 알고 있기 때문이다. 이 때 화장실 체류 시간이 길어지면 앞발로 문을 긁거나 우는 행동을 보인다.

주인이 보이지 않으면 찾으러 다니는 고양이는 주인을 엄마로 인식하고 있어 의존도가 높은 경우이다.

주인이 눈에 보이지 않을 때 불안함을 느낀다.

야생에서는 성묘가 되며 독립하게 되지만 사람과 함께 사는 고양이는 계속해서 자신이 아기 고양이라고 생각한다.

반대로 주인을 아기 고양이라고 생각하는 고양이도 있다. 몸집이 큰 아기 고양이라고 생각해 자신이 곁에서 지켜야한다고 생각한다.

고양이 중에는 도도하고 독립적인 고양이도 있지만 애교가 많고 외로움을 잘 타는 고양이도 있다. 하지만 주인이 언제나 곁에 있어 줄 수 없기 때문에 외출 시 떨어져 있는 연습을 하는 것이 좋다.

개보다 인간에게 덜 친숙한 애완동물로 알려진 고양이의 행동 패턴을 연구한 결과 고양이가 주인에게 친밀감을 표시할 때 마치 다른 고양이를 대하는 것과 같은 행동 패턴을 보이는 경향이 있음을 알게 되었다.

이는 고양이 눈에 비친 주인이 그저 덩치 큰 또 다른 고양이 종으로 인식될 가능성이 높다는 방증으로 풀이되고 있다.

고양이의 위로 향한 꼬리는 고양잇과 동물의 인사 방법으로 고양이는 주인에 대한 애정도 같은 방식으로 표현한다.

고양이는 인간과 함께 공존한지 오랜 시간이 지났음에도 여전히 야생 동물로 분류되고 있다.

고양이가 죽은 동물을 집에 가지고 오는 것을 흔히 주인에 대한 선물이라고 생각하지만 사실 이것은 오해로 단순히 고양이가 다음 식사를 위해 집에 두는 것일 수 있다.

고양이가 집사와 함께 있고 싶을 때 하는 행동에는 다음과 같은 것들이 있다. 고양이도 집사가 집에 있는 것을 좋아한다.

무릎이나 배 위에 올라와 앉으면 주인과 함께 있고 싶은 마음이 강할 때일 가능성이 높다. 고양이는 자신이 안심할 수 있는 장소를 잠자리로 선택하는데 주인의 무릎이나 배 위는 안정감은 물론 주인의 체온을 그대로 느낄 수 있는 곳이라 고양이가 가장 좋아하는 주인의 신체 부위이다.

무릎에 올라온 고양이는 어느 때보다 안심하며 잠을 자고 싶어 한다.

평소보다 가까이 앉아 있으면 고양이가 주인과 함께 있고 싶을 때이다. "옆에 있고 싶다"라는 마음을 행동으로 나타내는 것이다.

특히 애교 없는 고양이도 노령에 접어들면 애교가 많아지는 경향이 있다. 고양이도 나이 들면 체력과 기력이 떨어져 '불안'해지기 때문이다. 고양이가 어느 순간부터 거리를 좁혀 오면 집사에게 의지하는 것이니 같이 있어 주어야 한다.

졸졸 따라다니면 고양이가 주인에 대한 호감의 표현이다. 고양이는 자신이 가장 좋아하는 존재로 선택한 사람의 활동 영역에서 같이 시간을 보내고 싶어 한다.

그렇지만 외로움을 잘 타는 고양이는 주인의 모습이 보이지 않는 것만으로도 불안감을 느낄 수 있다. 이런 경우라면 고양이가 분리불안증을 겪고 있는 건 아닌지 눈여겨볼 필요가 있다.

따라다니며 주인의 행동에 동참한다면 주인과 떨어져 앉아 있어도 집사의 존재를 의식하고 있다. 그래서 주인이 서서 돌아다니면 '나를 두고 뭘 하려는 거지?' 하고 따라다니며 주인의 하는 행동에 관심을 보인다. 이때는 주인을 형제 고양이 또는 동료처럼 인지할 때이다.

평소보다 더 높은 목소리로 운다면 주인과 함께 있고 싶은 행동이다. 배고픔, 사냥놀이 제안, 반가움, 화남, 고통의 호소 등 고양이는 주인과의 소통법으로 '소리'를 이용하기도 한다.

반려동물 감정을 보는 방법을 살펴보고자 한다.

반려동물의 감정은 귀, 눈, 입, 신체, 꼬리를 보고 알 수 있다.

반려견들은 다양한 표현들을 하고 있다. 조금만 눈높이를 맞추어 반려견을 바라보게 되면 그들의 감정을 이해 할 수 있다. 모든 반려견과 교감을 하는 것은 사람처럼 말을 사용할 수 없기 때문에 반려견의 움직임과 입모양을 통해 의사소통함으로써 반려견들의 광범위한 감정과 행동의 표현을 알 수 있다.

반려견과 사람처럼 이야기를 나눌 수는 없지만 반려견이 무엇을 이야기하는지를 인식하고 해석하는 방법을 알아야 한다. 반려견의 마음을 교감하고 행동하는 패턴을 통해 신체가 말하는 언어를 습득하기 위해서는 항상 반려견들의 언어를 생각하여 친밀한 교감을 해 보도록 해야 한다.

반려견의 귀는 모든 모양과 크기가 행동의 표현에 따라 변한다. 평온하고 만족스러운 기분일 때 자연스러운 자세로 귀를 편하게 하는 경향이 있다. 경고할 때와 공격적일 때는 반려견들은 귀를 직립하거나 긴장된 귀를 머리 위로 향해 관심이 가는 방향을 향해 바라본다.

반려견도 사람과 마찬가지로 눈을 통해 느끼는 감정을 표현한다. 만족하는 기분일 때는 편안한 표정으로 부드러운 눈으로 바라본다. 직접적으로 응시할 때는 반려견이 위협을 느끼거나 두려움을 느낄 경우에 해당한다.

반려견의 시선은 항상 상호작용의 관점으로 바라볼 필요가 있다. 반려견의 시선을 바라볼 때 천천히 다가서야 하는 이유도 서로의 감정의 단계를 교감하기 위한 과정이다.

반려견은 사람의 입이 보여주는 감정을 모방하는 경우가 많다. 평온하고 만족스러운 기분일 때는 부드럽고 편안한 입 형태를 뛰게 된다. 하지만 긴장되거나 경계를 해야 하는 상황에서는 반려견의 입이 빡빡하거나 긴장되는 형태로 나타나는 경우를 볼 수 있다.

일부 반려견의 구부러진 입술과 노출된 치아가 경계를 나타나는 경우로 착각 할 수 있지만 사람의 감정을 따라 미소 짓는 형태를 보이는 경우도 있다. 반려견이 혀를 가볍게 치거나 핥는 것은 불안감을 나타내는 현상으로 하품을 통해 강아지는 혈압을 낮추고 진정시키려는 행동을 한다.

반려견의 근육은 전체적인 감정의 표현을 나타낸다. 특히, 머리와 어깨의 긴장된 근육은 무섭거나 경계를 해야 하는 상황을 나타낸다. 두려운 상황이나 경계를 해야 하는 상황에서 반려견의 털이 서 있는 경우도 가끔 볼 수 있다.

평온하고 만족스러운 기분일 때는 부드러운 모질을 보여 주며 무섭거나 경계를 해야 하는 경우는 자신의 자세를 최대한 크게 보이기 위해 목과 등을 올리는 과정을 볼 수 있다.

꼬리 위치와 움직임은 반려견의 감정에 큰 지표이다. 사람을 좋아해서 친근함의 표시를 나타낼 때는 꼬리를 높게 들고 좌우로 빠르게 움직인다. 신경이 쓰이거나 두려운 상황에서는 꼬리를 내리고 천천히 움직인다. 또한, 두렵거나 위험한 상황에서는 꼬리를 감추는 경우도 있다. 평온하고 만족스러운 기분일 때는 사람들에게 친근함을 표시하기 위한 꼬리의 움직임을 보인다.

반려견 교감에 대한 감정의 표현은 일반적이며 신호와 의미는 반려견 품종에 따라 달라질 수 있다. 반려견의 행동과 패턴은 케이스 바이 케이스로 각각 상황이 다르다.

반려견과 교감하기 위해 각각의 상황과 그들이 말하고자 하는 것을 정확하게 인지하기 위한 노력을 해야 한다. 반려견의 언어는 시간과 교육을 통한 경험이 결국 언어를 이해하는 기본이 된다.

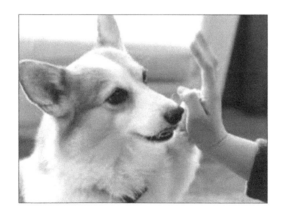

고양이의 꼬리 언어를 보면, 꼬리가 바짝 올라갈 때는 친근하고 만족스러운 상황으로 꼬리 끝 쪽에 있는 사람이 좋다는 의미이다. 꼬리가 지면과 수평일 때는 공격적이지 않고 우호적인 상황이다. 꼬리를 아래로 내릴 때는 무언가에 겁을 먹고 있거나 항복하고 있다는 의미다. 꼬리의 털을 세울 때는 방어 자세이면서 공격 준비를 하는 자세이거나 고양이 주인이 장난감을 갖고 격하게 놀아줘서 기분이 매우 들떠 있는 상황이다. 그리고 꼬리를 탁탁 내려칠 때는 흥분하거나 무언가에 화가 났을 때 반응이다.

고양이의 귀 언어를 보면, 똑바로 세운 귀는 평범한 귀 모양으로 느긋하고 평온할 때이다. 납작하게 젖힌 귀는 불안하고 겁이 날 때나 공격태세일 때이고, 옆으로 납작하게 젖힌 귀는 주변을 관찰하며 탐색전을 하고 있을 때이며, 쫑긋쫑긋 움직이는 귀는 소리를 들으며 주변 정보를 모을 때이다.

고양이의 눈 언어를 보면, 시선을 피함은 고양이들이 낯선 이와 계속 눈을 마주치면 싸우자는 의미로 받아들이기 때문에 이를 피하려고 시선을 돌리는 것이고, 동공 확대는 무언가에 집중해야하거나 흥분했을 때, 공포감을 느끼면 동공이 커진다. 동공 축소는 주변이 너무 밝아서이며 실내에서 평소의 모습이다. 힘 뺀 눈은 매우 기분이 좋은 상태로 일명 가자미눈이라고 한다. 눈 깜빡대기는 당신을 신뢰하고 있다는 의미다.

고양이의 수염 언어를 보면, 편안한 수염은 평상시 수염의 모양이다. 앞으로 향한 수염은 주변이나 앞에 있는 것에 대한 호기심이 생기면 감각을 극대화하기 위해 수염을 앞으로 뻗는다.

고양이의 행동 즉, 몸짓 언어를 보면, 몸을 부풀리고 얼굴이 화난 자세의 경우 겁을 먹어서 굉장히 방어적이며 공격할 준비가 다 된 자세로 곧 공격할 수도 있다. 등을 바닥에 붙이고 나른해 하는 자세의 경우 매우 편안해 방어를 풀고 있는 자세로 보통 집안에 있을 때 모습이다.

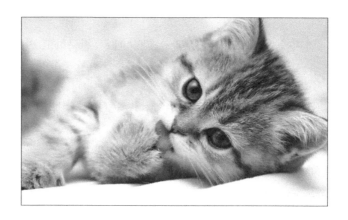

4

반려동물의 영양과 먹이

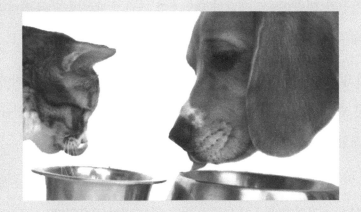

반려동물의 영양과 먹이를 소개하고 이해한다.

고품질의 균형 잡힌 사료를 제공하는 것은 반려견을 위해 할 수 있는 최선의 방법이다. 반려동물은 연령대별로 필요한 영양소가 다르기 때문에 모든 연령대를 아우르는 사료는 없다.

활동량이 많은 반려견 사료, 대형견용 사료, 관절염, 피부 알레르기, 치아 관리와 관절에 알맞은 반려견 사료가 있다. 또한 노령견의 경우 신장 건강의 증진을 위해 미네랄이 적게 포함된 사료도 있다.

반려견들의 위는 기름진 지방을 소화하는 데 익숙하지 않으며 병을 초래한다. 그래서 어느 음식이 반려견에게 독이 되는지 알고 있는 것이 중요하다.

예를 들어, 반려견이 초콜릿 케이크와 같은 음식을 먹은 것을 발견하면 즉시 동물병원에 가야하고 포도, 양파, 마늘, 알코올, 카페인 등을 섭취한 경우도 마찬가지이다.

반려견마다 필요한 에너지의 양은 다르기에 에너지 요구량 파악이 중요하다. 임신

중인 반려견은 보통 급여하던 것보다 2배 정도가 더 필요하다.

또한 일반적으로 강아지는 성견에 비해 단위 체중 당 2~3배의 에너지를 요구한다. 생후 6~8주령에서는 성견의 3배에 달하는 양, 생후 16~24주령에서는 성견의 2배에 달하는 양이 필요하다.

단백질은 근육, 뼈, 털, 면역계통 등에서 가장 우선시 되는 구성 성분으로 필수 아미노산으로 분해되어 사용된다. 소화율이 좋은 질 좋은 단백질을 공급하는 것이 무엇보다 중요하다.

매일 체중 1kg당 5g 정도가 필요하며, 너무 많으면 간이나 콩팥에 무리를 준다. 지방은 단백질의 2배에 해당하는 열량을 발생시켜 활동에 필요한 에너지를 얻는다. 활동을 많이 하는 개일수록 더 많은 지방이 필요하다. 지방은 반려견의 피부와 모질 건강 등에도 중요하며 비타민 A, D, E와 같은 지용성 비타민을 흡수해 이용하는 데에 큰 역할을 한다.

닭고기라든지 쇠고기의 좋은 부분만 먹이게 되면 육류의 영양적 특성상 일부 영양소만의 편식을 유발하여 전체적인 영양 균형이 깨진다.

반려견의 음식에는 다양한 종류가 있는데 일반적으로 먹이는 것은 반려견 전용 사료이다. 고기 통조림은 완전 영양식이 아니라 사료와 섞어서 제공해야하는 것과는 달리, 사료는 완전 영양식이라 또 다른 첨가물이 필요 없다.

단단한 건식 사료는 이를 튼튼히 할 수도 있고, 턱뼈 성장에도 도움이 되지만, 수분이 적어 먹기 불편하다면 충분한 물을 제공하는 것이 좋다.

반려견의 미각은 사람의 1/5에 불과하여 다양한 사료를 제공하고 싶은 마음에 자주 바꾸게 되면 오히려 반려견의 입맛이 까다로워질 우려가 있다.

고양이들은 유독 더 좋아하는 음식과 싫어하는 음식에 대한 기호도가 명확한 편이다.

때문에 고양이들은 처음 음식을 접했을 때 호들갑을 떨기도 한다.

고양이는 포유류 중 특이하게 타우린이라는 영양소를 스스로 합성하지 못하는 동물이다.

고양이가 타우린이 부족한 강아지 사료를 먹게 될 경우, 영양이 불균형해져 눈과 심장에 문제가 생길 수 있다.

고양이는 기본적으로 '자율 급식'이 가능하다. 사료를 가득 담아두어도, 자기가 먹고 싶은 만큼 조절해서 먹는다.

다만 비만이 있는 고양이의 경우는 제한급식을 해주시는 게 좋다. 고양이 음식 중 최고의 식단은 내 고양이를 위해 만들어주는 홈메이드(home-made) 푸드이다.

쫄쫄 굶었던 유기묘가 아닌 이상 반려묘들은 급하지 않게 찹찹 오독오독 먹는다.

고양이 사료는 건식 사료와 습식 사료로 나뉜다. 건식 사료는 오독오독 씹어 먹을 수 있는 딱딱한 알갱이 타입의 사료이고, 습식 사료는 수분이 첨가되어 말랑 말랑 하고, 젤리같이 물컹한 사료이다.

건식 사료는 다량의 탄수화물이 들어있다. 고양이는 단백질을 통해 에너지를 만들기 때문에 탄수화물이 다량으로 함유된 사료는 고양이에게 좋지 않다. 따라서 고양이에게 건식 사료를 급여해야 한다면, 습식과 함께 적절하게 섞어 주는 것이 바람직하다.

습식 사료는 단백질 함량이 높기 때문에 새끼 고양이에게도 좋다. 고양이의 건식 사료에 함유된 단백질 공급원은 대부분 식물성이다.

고양이를 건강하게 기르기 위해서는 동물성 단백질에서만 얻을 수 있는 아미노산이 필요하다. 이러한 성분은 습식 사료에 들어있다.

야생에서 고양이의 먹이는 75% 이상의 수분을 함유하고 있다.

따라서 고양이를 키울 때, 가정집 고양이에게도 충분한 양의 수분이 공급되고 있는지 확인해야 한다.

고양이는 음수 섭취량이 감소하면 탈수를 유발하고, 그 결과 신장과 관련된 질환들이 유발 될 수 있다. 또한, 극심한 탈수일 경우는 죽음에 이를 수 있다.

고양이 먹이의 양을 제한하더라도 고양이가 주인을 거부하리라는 걱정은 할 필요는 없다.

8주 동안의 다이어트가 끝난 후에도, 고양이들은 사료를 먹고 나서 주인들에게 여전히 애정을 보인다.

비만과 과체중인 고양이는 점점 더 많아졌으며, 병원을 찾은 고양이가 정상 체중인 것이 오히려 놀랄 일이라고 동물병원을 운영하는 수의사들은 말한다.

집고양이의 체중이 늘어난 데에는 여러 이유가 있으며 그중에는 인간과 동물이 나누는 유대 관계의 복잡함이 있다. 말하자면, 인간이 어떻게 음식으로 사랑을 표현하는지, 그리고 이 때문에 고양이는 어떻게 먹이를 얻기 위해 "애정 표현"을 배워나가는지와 같은 것이다.

'개는 주인과 살고 고양이는 하인과 산다,'"

"고양이는 인간을 어떻게 다뤄야 하는지를 쉽게 익힌다. 배가 고프면 그 고양이는 세상에서 가장 사랑스러운 고양이로 바뀐다. 사람들은 자신의 고양이를 계속 행복하게 해줄 수 있는 일이면 무엇이든 한다."

고양이가 원할 때마다 마음껏 먹이를 주며 또 원하는 만큼 먹도록 내버려둔다. 하지만 집안에서 빈둥대는 고양이들은 마치 집안에서 빈둥대는 인간처럼 계속 무언가를 먹게 될 수 있다. "결국, 고양이는 자기절제라는 걸 잘 못 하게 된다."

반려동물을 키우는 주인이 반드시 알아야 할 사실은 사료에 포함된 지방은 빠르게 산화된다는 것이다. 이로 인해 지방이 각종 영양소를 운반하는 에너지 공급원으로서의 역할이 줄어들고, 맛과 풍미가 사라지면서 기호 또한 떨어지게 된다.

산화되는 사료의 풍미와 영양소를 보완하고, 더 나아가 면역력 향상, 모질개선 및 피부 건강, 각종 질병 예방을 위한 방법으로 '펫 올리브오일'이 있다.

건강에 좋다고 익히 알려진 올리브오일과 펫 푸드의 시너지 효과를 알아야 한다.

단백질과 탄수화물, 지방은 반려동물의 기본 3대 영양소로써, 특히 지방은 반려동물에게 필수 비타민과 필수 지방산을 모든 세포에 공급해 주는 꼭 필요한 에너지자원의 역할을 한다.

근육과 신체 조직의 성장에 필수적이며, 염증 감소 등의 역할을 하는 프로스타글라딘과 같은 성분을 구성하기도 한다. 또한, 지방에 녹는 비타민인 지용성 비타민(비타민 A · D · E · K)의 흡수를 돕기도 하며, 모질을 개선하는 중요한 역할을 한다.

하지만 사료에 포함된 지방은 제조, 국내외 배송 단계에서부터 산화가 진행되며, 사료를 개봉한 3일 뒤에는 더욱 빠르게 산화되기 시작한다. 반려동물이 평소에 잘 먹던 사료를 돌연 거부하는 이유도 지방의 산화로 인해 그 맛과 풍미가 사라진 것에 있다.

사료에 산화방지제를 첨가해 활성산소나 과산화물의 작용을 억제하고 있지만, 산화를 완전히 막지는 못하며 지연시키는 작용을 할 뿐이고, 항산화 능력이 상실되면 산화는 급격히 진행된다.

올리브오일은 다른 식재료의 풍미와 영양소를 흡수하는 성질을 갖고 있다. 이를 응용해 올리브오일에 허브를 넣고 숙성시킨 뒤 샐러드 혹은 원육에 사용하기도 한다.

올리브오일은 산화되는 사료의 풍미와 영양소를 보완할 뿐 아니라, 올리브오일에 함유된 폴리페놀과 비타민E, 엽록소와 같은 성분이 강력한 항산화 작용을 도와주어 면역력 향상에 도움이 된다.

또한, 오메가3 지방산으로 털의 윤기와 피부의 건강에도 도움을 주며, 스쿠알렌 등 다양한 성분으로 암, 심혈관, 당뇨 예방에 도움을 준다.

뇌 건강 증진과 불포화지방산으로 다이어트 효과도 기대할 수 있다. 특히, 변비가 심한 고양이에게 올리브오일을 급여하면 배변의 자극에 도움을 주어 헤어 볼의 통과를 돕는다.

5

반려동물의 위생

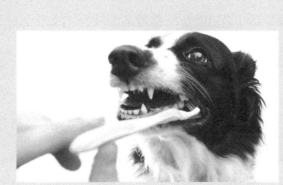
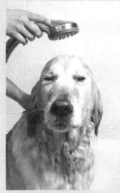

반려동물의 위생에 대하여 구체적으로 소개하고 이해한다.

반려동물이 먹고 자는 것 외에도 가장 중요한 일은 청결관리이다. 비싸고 좋은 반려동물 전용 샴푸를 쓴다고 해결되는 것은 아니다. 청결에는 목욕뿐만 아니라 신경 써야 할 부분들이 꽤 많다. 반려동물들이 불편함을 느낄 경우 보내는 신호가 있다.

개와 고양이는 사람처럼 유치가 빠지고 난 후 영구치로 평생을 살아간다. 그렇기 때문에 꾸준한 치아 관리가 필요하다. 강아지의 치석은 사람보다 7배 빠르게 생긴다. 그래서 1주일에 1번 정도라도 양치질을 하여야 한다. 양치를 힘들어하는 반려견은 간식과 같은 보상으로 양치 훈련을 시킬 수 있다.

하지만 그렇게 해도 양치질을 힘들어하는 반려동물은 1년에 1번씩 스케일링을 하는 것을 추천한다. 치석을 제거해 치주 질환을 예방해야 한다.

요즘은 치석 제거에 도움이 되는 껌이나 간식, 장난감 등 많은 제품들을 쉽게 찾아 볼 수 있다.

동물들은 스스로 발톱을 깎을 수 없기 때문에 발톱이 자라거나 길면 가렵거나 거추장스러워 발톱으로 긁고는 한다. 발톱 관리를 하지 않으면 건강에 문제가 생길 수 있기 때문에 주기적으로 관리해주어야 한다.

산책을 자주 하는 경우에는 닳기 때문에 발톱을 깎는 주기가 길어져서 편리하다. 견종마다 발톱의 형태가 달라서 관리하는 법도 다르다. 그리고 발톱이 자꾸 바닥에 닿으면 다리에 힘을 더 주기 때문에 무릎 관절에 좋지 않고 부러지는 경우에는 지혈하기 어렵다.

개나 고양이나 발톱을 깎을 때 가장 주의해야 할 점은 발톱의 혈관을 건드리지 않는 것이다. 그리고 발톱 깎기를 거부하는 경우 충분한 보상을 통해서 발톱 깎기에 대해 좋은 기억을 심어주는 것도 방법이다.

껴안는 등 좋아하는 자세를 찾거나 뾰족한 부분만 빨리 제거해 주는 것도 방법이다.

반려동물의 경우 귀가 답답하고 가려워도 스스로 해결할 수 있는 방법이 없다. 반려동물의 경우 귀가 덮여있는 경우도 많기 때문에 그 안에서 세균이 번식하고 먼지가 끼는 일이 많다. 특히 덥고 습한 여름에는 귓병을 앓는 반려동물이 많이 생겨난다. 냄새가 나거나 자꾸 몸을 털거나 귀를 긁거나 벽에 비비는 등 행동을 하면 귀에 문제가 있음을 의심해봐야 한다.

외이염은 반려견이 한 번쯤 걸리는 귓병이라 대수롭지 않게 생각할 수 있지만 방치하면 중이염, 내이 염 등으로 염증이 전이될 수 있다. 목욕을 한 후에는 항상 귀까지 말려주어야 한다.

씻을 때도 귀 세정제를 부드러운 헝겊에 적셔 상처가 나지 않게 살살 닦아주어야 한다. 그리고 습도가 높거나 반려동물이 흥분하는 경우가 많이 생기면 체내에서 열이 올라와 귀에 염증이 생기기도 한다. 3일에 1번 정도는 귀 청소를 하는 것이 좋다.

고양이의 경우 스스로 청결에 신경을 쓰고 조심스럽기도 하고, 강아지에 비해 거의 외출을 하지 않는 특성이 있다. 그래서 강아지에 비해 질병의 수가 적고, 질병에 걸릴 확률도 1/5 정도로 훨씬 낮다.

에너지가 넘치는 반려동물처럼 꼭 산책을 해야 하는 상황이 생길 텐데, 산책을 할 때 사람이 적고, 붐비지 않는 시간대에 외출하는 것이 좋다.

산책 중에는 다른 사람들은 물론, 반려동물과의 접촉을 피하도록 한다. 그리고 산책 후 집으로 돌아오면 꼭 반려동물의 발을 씻겨주고, 먼지를 털고 물티슈로 털을 닦아주어야 한다.

사람과 마찬가지로 반려동물의 입 안에는 세균이 있다. 그러나 양치를 하지 않으면 입 속의 세균이 번식하면서 물그릇과 사료 그릇에 남게 된다. 세균 번식을 방지하기 위해서는 일주일에 최소 3번은 양치를 해야 하는데, 꾸준히 양치를 하면 치아 질병의 최대 85%를 예방할 수 있다.

사람이 식사를 하고 나서 설거지를 하듯, 반려동물도 사용한 밥그릇과 물그릇을 설거지해서 깨끗하게 말려야 한다. 그릇에 남은 세균은 반려동물의 침 때문에 번식하기 최적의 조건이기 때문이다. 먹다 남은 사료는 밀봉한 용기에 보관하고, 습식 사료는 냉장보관을 해야 한다.

반려동물의 귀는 일주일에 2번 정도 소독해 주는 것이 좋으며, 귓속에 난 털도 뽑아주어야 한다. 귓속의 털을 관리하지 않으면 습기가 차고 공기 흐름을 막아 청각에 영향을 미치는 중이 염, 내이 염으로 이어질 수 있다.

분비물이 쉽게 나올 수 있도록 목욕 직후에 하는 것이 가장 좋다.

'펫팸족'들은 반려동물 양육의 장점으로 '또 하나의 친구, 가족이 생긴 것 같다', '웃을 일이 많아졌다', '외로움을 달래준다' 등을, 애로사항으로는 '배설물 처리 및 털 관리가 번거롭다', '위생상 안 좋고, 냄새가 난다' 등을 꼽는다.

반려동물을 키우는 가정에서는 사람만 사는 집과는 달리 공기 질, 냄새, 털 청소 등 신경 쓸 게 많을 수밖에 없다.

반려동물을 키우는 가정에서는 대개 반려동물의 털이 날리는 경우가 많아 환기부터 하게 되면 외부에서 유입된 바람으로 인해 바닥에 떨어진 반려동물의 털이 공중으로 뜨게 된다. 기껏 노력해서 바닥 먼지 청소를 끝낸다 하더라도 청소 후에 공중에 떠 있었던 반려동물 털이 다시 내려오기 때문에 청소 효율이 매우 떨어진다. 그렇기 때문에 반려동물을 키운다면 바닥 먼지 청소 후 물걸레로 닦아 내고 마지막에 환기를 시켜주는 순서로 청소를 한다. 청소해도 없어지지 않는 반려동물 배설물 냄새는 전용 탈취제를 사용한다.

반려동물을 키울 때 가장 큰 애로사항은 바로 냄새! 반려동물의 오줌 등 배설물, 분비물 냄새가 배변 패드를 비롯해 집안 곳곳 나는 경우가 많은데 생각보다 이 냄새를 잡는 것이 여간 어려운 일이 아니다.

반려동물 중 반려견들은 실내 바닥에서 주로 생활할 때 미끄러운 바닥을 걷는 것을 힘들어하는 것으로 알려져 있다. 미끄러운 바닥에서 반려견들은 넘어지거나 미끄러지기 쉽고, 다시 일어날 때도 관절에 무리를 줄 수 있기 때문에 반려견을 키우는 집에서는 매트나 러그를 깔아 반려견의 관절 부담을 덜어준다.

고양이 위생관리에서 고양이에게 정기적으로 해줘야 할 위생관리 항목들을 보면, 대표적으로 발톱 깎기, 양치질, 귀 청소, 항문 낭 짜주기 등이 있다.

고양이 발톱은 매우 길고 날카롭다. 주기적으로 발톱 정리를 해주지 않으면 고양이가 일상생활을 하다가, 혹은 스크래처를 사용할 때 발톱이 부러질 수 있다.

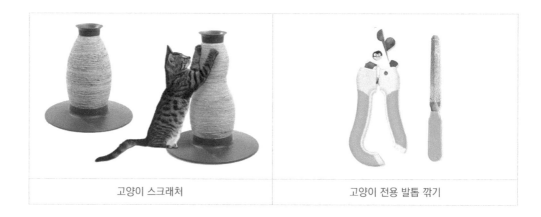

| 고양이 스크래처 | 고양이 전용 발톱 깎기 |

또 다른 고양이나 사람에게 상처를 입힐 수도 있다. 적어도 한 달에 한번 정도는 발톱을 깎아줘야 한다.

고양이는 누군가 자신의 발을 만지는 것을 싫어해 발톱을 깎기가 쉽지 않다. 따라서 어릴 때부터 발톱 깎는 데 적응시키는 것이 좋다. 무릎 위에 고양이를 편안한 자세로 앉혀놓고 우선 발톱 한두 개만 자른 후 칭찬을 해주는 게 좋다. 간식으로 보상해주면 더 좋다.

차츰 개수를 늘려가며 고양이가 발톱 깎기에 거부감을 느끼지 않게 해야 한다. 발톱을 자세히 보면 핑크빛 부분이 보이는데 그 부분엔 신경과 혈관이 있다. 고양이 전용 발톱 깎기를 사용하여 핑크빛 부분이 끝나는 곳에서 2~3㎜ 정도 남겨두고 잘라야 한다.

고양이 발톱을 너무 짧게 자르면 피가 나고 고양이는 통증을 느끼기 때문이다.

사람도 이가 튼튼해야 장수하듯이 고양이도 치아관리를 잘해야 건강하게 오래 살 수 있다. 이빨에 치석이 생기고 잇몸에 염증이 생기면 이빨이 흔들리고 빨리 빠질 뿐만 아니라 잇몸의 모세혈관 속으로 세균이 들어가 심장·간·신장 등의 장기에 염증이 생긴다.

고양이는 이빨에 치석이 조금만 있어도 잇몸 염증이 심해진다. 치석이 생기지 않게 하려면 양치질이 가장 좋은 방법이다.

고양이 이빨을 닦기는 상당히 어렵다. 처음부터 칫솔을 사용해 양치질하는 것은 좋지 않고, 단계적으로 조금씩 진행해서 거부감을 줄이는 게 관건이다. 처음엔 치약을 손에 묻혀서 치약 맛에 익숙해지게 하고, 송곳니 정도만 닦는다. 어느 정도 고양이가 치약에 적응하면 어금니까지 조금씩 닦아주고, 다음엔 손가락 칫솔을 사용한다.

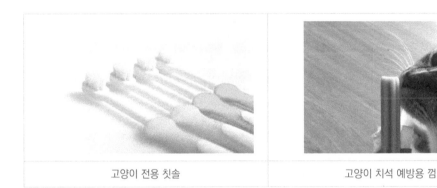

| 고양이 전용 칫솔 | 고양이 치석 예방용 껌 |

마지막으로 고양이 전용 칫솔을 사용해 양치질한다. 고양이는 어금니 쪽에 치석이 많이 생기기 때문에 주의 깊게 닦아줘야 한다. 치석 예방용 껌을 먹이는 것도 고양이 치아관리에 도움이 된다.

고양이는 강아지처럼 귓병이 흔히 발병하진 않는다. 하지만 정기적으로 귀 청소를 해줘야 귓병을 예방할 수 있고 귀 상태도 검사할 수 있다. 귓속에 갈색이나 검은색 분비물이 보이고, 귀를 자주 털면 동물병원에 가 검진을 받는다.

귀 청소는 귀 세정제를 화장솜 등에 적셔서 귀 안의 손이 닿는 부분까지 닦아주면 된다. 2주에 1회 정도가 적당하고 처음에는 귀 바깥부분부터 부드럽게 닦아주다가 점차 익숙해지면 귀 안쪽까지 닦아준다.

또 다른 귀 청소방법은 귓속에 귀 세정제를 몇 방울 넣고, 귀밑을 마사지해주는 방식이다. 고양이가 귀를 털면 화장솜 등으로 흘러나온 세정액과 이물질을 제거한다. 고양이의 귓속 피부는 민감하고 약하기 때문에 면봉 등으로 과도하게 귀 안쪽까지 닦아주면 오히려 귀를 자극해서 귓병이 날 수 있다.

마지막으로 항문 낭 짜주기이다. 항문 낭은 항문 주변에 있는 분비샘으로 고양이가 영역 표시를 할 때 사물에 냄새를 묻히는 기능을 한다. 항문 낭 내 분비물은 배변할 때 배출되기도 하지만, 배출이 원활하지 않으면 항문 낭 염 등 질환이 생길 수 있다.

2주에 1회 정도는 항문 낭 상태를 확인해보고 분비물이 차 있으면 가볍게 주위를 압박해 짜주는 것이 좋다. 분비물에 고름이나 혈액이 섞여 있다면 항문 낭 염을 의심해봐야 한다.

강아지 미용관련 위생 관리를 보면 다음과 같다.

견종에 상관없이 미용은 매우 중요하며 위생을 위해 강아지의 발톱과 털을 관리해주는 것은 강아지의 건강과 well being의 핵심이다.

강아지 목욕 빈도는 털의 조직에 따라 달라진다. 털을 짧게 깎은 강아지는 더러워진 경우에만 씻어야 하며, 털이 짧은 puppy는 평균적으로 1년에 두 번, 털이 긴 puppy는 약 3개월마다 목욕시켜야 한다.

반려견이 수영을 좋아한다면 수영 후에 털을 씻는다. 털에 남아 있는 강물과 바닷물은 자극을 유발할 수 있으나 이를 헹구면 쉽게 방지 가능하다.

털을 꼼꼼히 솔질하고 목욕을 시작한다. 그 다음 털 전체를 적시고 눈이나 귀에 들어가지 않도록 조심하면서 샴푸를 발라 거품을 낸다. 피부 자극을 피하려면 반려견 전용 샴푸와 함께 미지근한 물을 사용한다.

샴푸 효과가 나도록 몇 분 정도 기다린 다음 물로 충분히 헹구어야 하는데 반려견은 머리를 흔들어 말리는 것을 좋아하기 때문에 마지막으로 머리를 헹구는 것이 좋다.

목욕 후 반려견을 말끔히 닦고 제대로 마를 때까지 따뜻한 방에 둔다. 헤어드라이어를 사용할 수 있지만 화상을 입지 않도록 조심해야 하며 헤어드라이어 사용과 동시에 털을 빗질해야 한다.

반려견의 털에 타르가 묻은 경우, 독성이 강한 유성 세제는 사용하면 안 된다. 타르가 묻은 부위에 식물성 오일을 바르고 타르가 용해될 때까지 몇 분 정도 기다린 다음 반려견을 목욕시킨다.

반려견의 발톱은 일반적인 발톱과 며느리 발 톱 두 종류가 있으며, 이 둘 모두 계속 자란다. 발톱은 자연적으로 마모되어야 하지만 너무 길게 자라면 깎아주어야 한다.

일반적으로는 반려견의 발톱을 다듬을 필요가 없지만 바닥에서 발톱이 내는 소음이 들린다면 발톱을 깎아도 된다.

사람처럼 반려견의 털도 자라고 빠진다. 실외 반려견은 일조량의 변화에 따라 일 년에 두 번 즉 봄과 가을에 털갈이를 한다. 실내 반려견은 빛의 변화에 그만큼 영향을 받지 않기 때문에 일 년 내내 털갈이를 하며 봄과 가을에 털 빠짐이 증가한다. 정기적인 솔질과 목욕은 헐거워진 털을 제거하는 데 도움이 된다.

털이 짧더라도 가끔씩 솔질을 해 줘야 한다. 고무 브러쉬로 털을 솔질해서 죽은 피부와 털이 헐거워지게 한 후, 뻣뻣한 솔로 몸 전체를 솔질하면 부스러기를 제거할 수 있다.

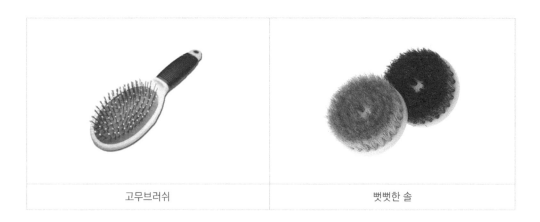

| 고무브러쉬 | 뻣뻣한 솔 |

마지막으로 젖은 가죽으로 털에 윤기가 나도록 한다. 반려견들은 속 털과 보호 털로 구성된 털이 빽빽하기 때문에 더 자주 즉, 일주일에 한 번 이상 솔질해야 한다. 슬리커 브러쉬를 사용해 털 반대 방향으로 솔질하여 죽은 털과 피부를 최대한 헐겁게 하고 속 털을 제거한다. 그런 다음 뻣뻣한 솔을 사용해 털 방향으로 솔질하면 부스러기를 제거할 수 있다.

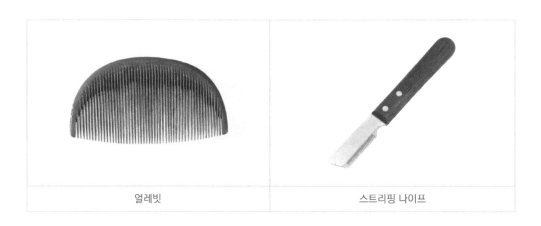

| 얼레빗 | 스트리핑 나이프 |

꼬리와 앞발에는 얼레빗을 사용할 수 있다. 털이 거친 반려견의 털은 스트리핑 나이프와 엄지를 사용해 일 년에 4~5회 벗겨 줘야 한다. 털 방향으로 제대로 벗긴다면 전혀 아프지 않다.

긴 털은 아름답지만 매일 솔질해야 한다. 슬리커 브러쉬를 사용해 털 방향으로 솔질하여 엉킨 곳을 푼다.

솔질 시 피부가 당겨 질 수 있으므로 주의해야 한다. 요크셔테리어나 아프간 하운드 같이 털이 부드러운 반려견에게 뻣뻣한 솔을 사용하면 털에 윤기가 더해진다. 뒷다리 무릎 관절 뒤의 엉킨 털은 얼레빗을 사용해 풀 수 있다.

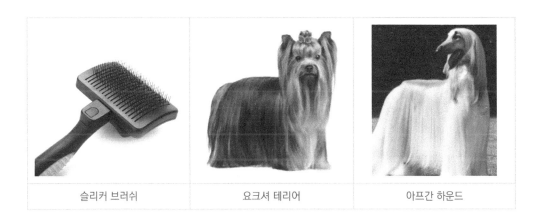

| 슬리커 브러쉬 | 요크셔 테리어 | 아프간 하운드 |

모든 미용 도구는 사용 후 항상 씻고 건조한 장소에 보관해야 합니다. 와이어브러쉬는 잘 닦고 식물성 기름을 묻힌 헝겊으로 문질러 녹이 스는 것을 방지한다. 성견의 털은 드라이어로 말린다.

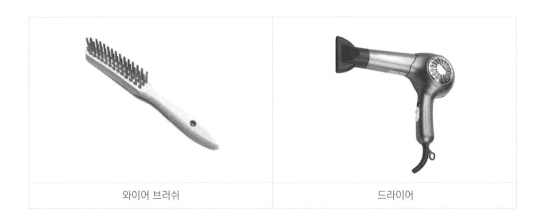

| 와이어 브러쉬 | 드라이어 |

반려견은 대부분 사람들이 입을 만지는 걸 좋아하지 않으므로, 어릴 때부터 이런

일에 익숙해지게 하는 것이 좋은 전략이다.

잇몸은 분홍색이어야 한다. 치아 주변의 붉은 기는 염증과 질병의 징후이며, 통증이 있거나 음식을 꽉 잡거나 씹을 수 없는 경우 식욕을 잃을 수 있다. 이런 경우에 반려견의 치아는 수의사가 검사해야 한다.

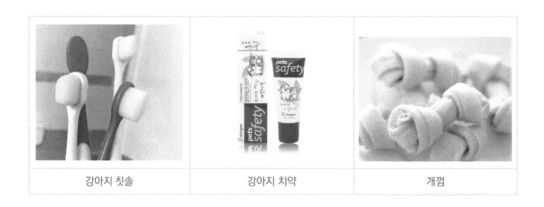

| 강아지 칫솔 | 강아지 치약 | 개껌 |

강아지 양치의 가장 좋은 방법은 반려견 용 칫솔과 치약으로 일주일에 여러 번 칫솔질 해주는 것이다. 치태와 치석의 형성을 억제하는 츄잉 바 즉 개 껌도 대안이 될 수 있는데 주당 2~3개씩 주는 것이 적당하다.

반려견의 귀는 처지거나 쫑긋 선 두 가지 형태 중 하나이다. 처진 귀는 외이도에 통풍이 잘 안되기 때문에 더 자주 검사해야 한다. 수의사의 조언에 따라 특별히 고안된 해결책으로 귀를 청소할 수 있다. 주입기의 끝을 외이도에 넣고 한두 방울 부드럽게 짜 넣는다.

주입기를 빼내고 반려견이 머리를 흔들지 못하게 하면서 30초 동안 귀 밑을 아주 부드럽게 마사지한 후, 탈지면으로 귓볼을 닦는다.

강아지 눈은 분홍색 점막이 항상 밝고 촉촉해야 한다. 분비물을 닦아 주는 것이 중요한데, 눈물 자국은 깨끗한 미온수에 적신 솜으로 부드럽게 제거할 수 있다.

6

반려동물의 질병

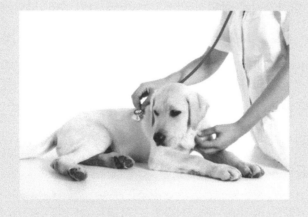

반려동물의 질병에 대하여 구체적으로 소개하고 이해한다.

반려동물에게도 위험한 질병들이 있다. 반려동물을 책임감으로 보살피고 사랑한다고 해도, 사람과 마찬가지로 살면서 언젠가는 병에 걸릴 수도 있다. 반려동물은 때때로 괜찮지 않다는 신호를 보낸다. 그러나 이런 신호들이 늘 분명한 것은 아니다. 혹은, 신호를 보일 때면 병이 이미 매우 진행된 상태일 수 있다.

따라서 일정에 맞추어 예방 접종과 기생충 제거를 하는 것 외에도, 정기 검진을 통해 건강 상태를 확인해야 한다. 반려견이나 반려묘가 걸릴 수 있는 가장 위험한 질병 중 몇 가지는 다음과 같다.

라임병이 있는데 Lyme Borreliosis라고도 불리는 이 병은 *Borrelia burgdorferi*라는 박테리아가 원인체이고 *Ixodes scapularis*라는 진드기가 매개하며 이 진드기에게 물리면 감염된다. 감염된 개는 다양한 증상을 보이는데, 그중 관절염, 관절 기형, 심장 염, 신장 염 등을 일으킨다.

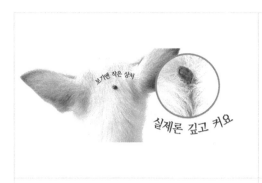

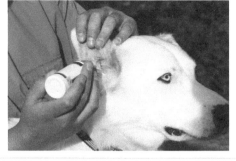

| 반려동물 물림 | 반려견 귀 진드기 |

개 라임병을 빠르게 진단받고 올바른 항생제를 처방받는다면 병을 극복할 수 있다. 개의 몸에 붙어있는 진드기는 로키산열(Rocky mountain spotted fever)이라는 급성발진성 전염병의 원인이 되기도 한다.

2~10일 간의 잠복기를 거친 후 오한 증상이 나타난다. 이후 고열이 나고, 3~5일 후에는 점 모양의 발진이 나타나며, 6~10일이 되면 출혈성이 된다. 황달·점막출혈을 일으키고, 구토를 수반하는 경우가 있다. 사망률은 20% 이상이다.

신부전은 늙은 고양이에게서 흔한 병이기는 해도, 여러 나이의 개와 고양이에도 관찰된다. 선천적으로 생길 수도, 다양한 원인으로 인해 생길 수도 있다. 신부전이 천천히 진행되는 경우 삶의 질을 보장할 수 있는 치료를 받을 수 있기도 하지만 건강의 파괴가 빠르고 명백하게 일어난다.

심장사상충이라고 알려진 필라리아증은 *Dirofilaria immitis*가 반려동물의 우심과 혈관, 폐에 자리 잡고 번식하여 생기는 병이다. 고양이에게는 덜 흔한 이 기생충병은 제때 치료되지 않으면 반려동물을 죽음으로 몰고 갈 수 있다.

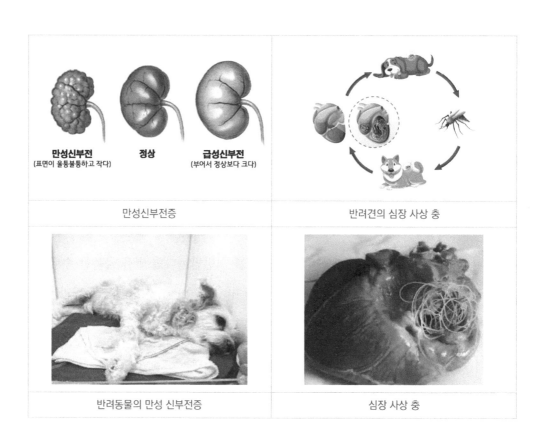

만성신부전증	반려견의 심장 사상 충
반려동물의 만성 신부전증	심장 사상 충

개가 걸릴 수 있는 가장 위험한 질병 중에는 개 홍역이 있다. 홍역 바이러스는 특히 예방 접종을 받지 않은 강아지를 공격하지만, 면역력이 약한 성견 역시 그 대상이 된다. 개 홍역의 치사율은 높은 편이다. 살아남는 동물들은 평생 경련, 신경성 안면 경련, 발바닥 경화 등의 증상이 나타난다.

반려견과 반려묘 모두에게서 보이는 파보바이러스는 제때 진단받지 않으면 치사율이 매우 높다. 감염된 반려견은 소화체계에 주로 영향을 받지만, 순환계와 관련된 기관에도 영향을 받는다. 고양이의 경우, 바이러스가 백혈구를 공격하여 골수와 위장 벽을 주로 해친다.

○ 표준 프로토콜

예방접종 종류	기초접종 시기		추가 접종
종합 홍역 간염 파보장염 아데노바이러스 렙토스피라(선택)	1차	생후 6~8주	* 매년 1~2회 * 환경 급변 시 * 질병 회복 후 * 암컷짝짓기 7일전
	2차	생후 9~11주	
	3차	생후12~14주	
	4차	생후15~17주	
	5차	생후18~20주	
코로나바이러스 장염	1차	생후 6~8주	매년 1 회
	2차	생후 9~11주	
	3차	생후12~14주	
전염성 기관지염	1차	생후12~14주	매년 1 회
	2차	생후15~17주	
	3차	생후18~20주	
광 견 병	생후 3~6 개월		6~ 12 개월 간격
심장사상충증	감염검사후 1개월		성분에 따라서 변동

반려견 예방접종 내용

고양이 복막염은 심각하고도 복잡한 병으로, 빠르거나 늦거나 감염된 고양이는 죽게 된다. 고양이 코로나바이러스에 감염된 고양이 중 약 1%에서 코로나바이러스가 복막염 바이러스로 변이되어 발생한다.

고양이가 집단으로 있는 무리나 숙박소, 사육장 등에서 자주 발생하지만 모든 고양이에게 발생할 수 있다. 특히 6개월에서 24개월 사이의 고양이와 10살이 넘은 늙은 고양이에서 발생한다.

광견병은 신경계를 공격하는 급성 감염질병으로 증상이 일단 나타나면 치료법이 없다. 인간을 포함한 모든 포유류에게서 나타날 수 있다. 많은 나라에서 백신 덕분에 광견병이 사실상 없어졌다고는 해도, 아직 심각한 문제로 남아있는 곳도 있다. 백신 덕분에 반려동물의 경우에는 광견병에 걸릴 위험이 확연히 감소했지만, 야생동물에게서는 바이러스가 아직 발견된다.

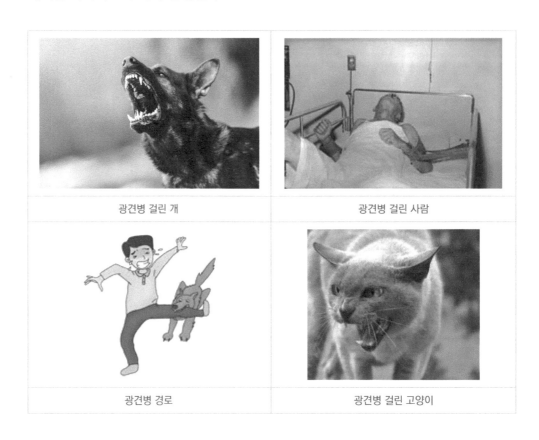

광견병 걸린 개	광견병 걸린 사람
광견병 경로	광견병 걸린 고양이

인체에 감염될 수 있는 반려동물 질병에는 어떤 것들이 있을까요? 면역력이 약한 어린 아이나 환자, 노인이 있는 가정이라면 각별한 주의가 필요하다. 반려동물을 통해 질병이 감염될 수 있기 때문이다.

사람에게 가장 친숙한 반려동물인 반려견의 질병 중 사람에게 가장 큰 해를 입히는 질병은 광견병이다. 반려견의 경우 예방접종을 많이 하기 때문에 광견병의 위험은 크지 않을 수 있다. 들개나 밖에서 키우는 실외견뿐만 아니라 집에서 키우는 개도 체내에 광견병 바이러스를 가지고 있을 수 있다.

대개는 바이러스에 감염된 야생동물과 접촉하는 과정에서 바이러스에 감염되는데,

전 세계에서 광견병을 전파시키는 데 가장 중요한 원인이 되는 동물은 집에서 기르는 반려견이다. 바이러스에 감염된 동물의 침 속에 광견병 바이러스가 있으며, 또한, 광견병에 걸린 동물이 사람이나 다른 동물을 물었을 때 감염 동물의 침 속에 있던 바이러스가 전파된다.

광견병 바이러스에 노출된 후 증상이 나타나는 데 걸리는 시간은 평균적으로 바이러스에 노출된 후 1~2개월 뒤이다. 초기에는 발열, 두통, 무기력, 식욕 저하, 구역, 구토, 마른기침 등이 1~4일 동안 나타나며, 이 시기에 물린 부위에 저린 느낌이 들거나 저절로 씰룩거리는 증상이 나타나면 광견병을 의심할 수 있다.

개를 비롯한 동물의 침 속에는 또한 농도 짙은 세균도 포함돼 있어 물려 상처가 나면 균에 오염되고 드물게는 전신적인 합병증이 생길 수도 있다.

조금 더 기간이 지나면 흥분, 불안이나 우울 증상이 나타나고, 음식이나 물을 보기만 해도 근육, 특히 목 근육에 경련이 일어난다. 환자의 80%는 물을 두려워하거나 안절부절못하는 등의 증상을 나타낸다. 병이 진행되면서 경련, 마비, 혼수상태에 이르게 되고 호흡근마비로 사망한다.

반려견에 있는 박테리아가 인간에게 감염되면 급성 장염, 식중독, 심각하면 패혈증을 유발할 수 있다. 장염과 식중독을 일으키는 캄필로박터(campylobacter) 균에 감염돼 설사, 복통, 발열을 일으키기도 한다. 캄필로박터 균은 생닭과 생고기, 육류에 발생하는 세균으로 동물, 사람의 생식기, 장관 등에서 발견된다. 사람에게 급성 장염, 식중독, 드물게는 수막염, 패혈증을 일으키며, 오염된 육류 섭취가 주된 원인이다.

동물의 침 속에는 농도 짙은 세균이 포함돼 있어, 모든 물린 상처는 균에 오염 되어 있다고 생각해도 무방하다. 동물에 의한 상처는 조직 깊숙이 동물의 이빨이 들어가면서 생기며, 겉으로 보이는 상처의 크기는 작으나 깊이가 깊은 상처가 생긴다. 개 또는 고양이에게 물려 상처가 발생한 경우, 가장 먼저 흐르는 물에 상처를 깨끗이 씻고 가까운 병원을 찾아야 한다.

고양이는 침으로 얼굴과 온 몸을 닦는 행동인 '그루밍(grooming)'을 하는 청결한 동물이다. 그러나 고양이를 통해서도 사람이 감염될 수 있는 질병들이 있다. 반려견뿐만 아니라 고양이를 통해서도 광견병 바이러스에 감염될 수 있다.

또 고양이 입 안에도 많은 세균이 살고 있는데, 고양이에게 물리거나 할큄을 당하면 고양이 침에 섞여 있는 세균이 사람 몸에 들어가 '묘 조 병'에 걸릴 수 있다. 묘 조 병이란 고양이가 사람에게 옮기는 대표적인 병으로 고양이에게 할퀴거나 물리면 침에 섞인 세균이 사람에게 침투해 생긴다. 이 균은 고양이털에도 묻어 있어 고양이를 쓰다듬던 손으로 눈을 비비면 묘 조 병이 생길 수 있다.

당뇨병, 암 환자 등 면역기능이 떨어진 사람에겐 심각한 문제를 일으킨다. 고양이가 물거나 할퀸 뒤 3~10일쯤 지나면 다친 부위가 욱신거리고 아프다. 팔에 상처가 났다면 겨드랑이 임파선이 붓고 아플 수 있다. 눈에 감염되면 눈꺼풀이나 결막이 붓고 눈이 충혈 된다. 대부분 치료하지 않아도 낫지만 임파선염이 2~3개월 이상 지속될 수도 있다. 이 때는 항생제를 복용해야한다.

톡소플라즈마는 고양이 배설물을 통해 옮겨질 수 있는 기생충 감염이다. 톡소플라즈마는 주로 익히지 않은 고기를 섭취했을 때 감염되기 때문에 사료를 먹는 반려묘가 톡소포자충 감염의 원인이 되는 경우는 거의 없다. 다만 임신부가 감염되면 유산되거나 기형아를 낳을 수 있기 때문에 주의가 필요하다.

길고양이나 날고기를 많이 먹인 고양이라면 만지는 것을 자제하고, 비닐 장갑이나 분변을 치우는 삽을 이용해 배설물을 치운 후 손을 깨끗이 씻는 것이 중요하다.

최근에는 거북이, 도마뱀, 뱀 등 파충류를 애완동물로 키우는 사람들이 증가하고 있다. 그런데 파충류 피부에는 살모넬라균이 살고 있기 때문에 주의가 필요하다. 살모넬라균은 파충류나 양서류의 몸 안에 있으며 대변으로 배출되는데, 거북이의 85%, 도마뱀의 77%, 뱀의 92%가 살모넬라균을 보유하고 있다. 파충류의 배설물과 직접 접촉하면 박테리아가 옮을 수 있으며, 파충류의 몸을 직접 만지거나 파충류가 앉은 자리 등을 만진 후 손을 씻지 않고 입에 손을 대도 박테리아에 감염될 수 있다.

파충류를 만지거나 배설물, 허물 등에 접촉한 후에는 반드시 비누로 손을 깨끗이 씻는 것이 좋으며, 주방 싱크대에서 파충류를 목욕시키거나, 파충류 사육장이나 어항을 싱크대에서 청소하는 것은 하지 않는 것이 좋다.

앵무새 병은 앵무새는 물론 비둘기, 닭, 오리 등으로 인해 전염되는 바이러스성 감염증으로 발열 두통 오한과 함께 가래가 생기고 폐렴을 일으킨다. 새와 접촉한 후 폐렴 증상이 지속되면 검사를 받는 것이 좋다.

5~6세 때까지는 반려동물을 키우지 말아야 하는데 어린이들은 반려동물과 함께 바닥에서 뒹굴거나 뽀뽀를 하는 경우가 흔하다. 손가락을 동물의 입에 넣기도 하고 이렇게 오염된 손가락을 자신이 빨기도 하기 때문에 병이 옮을 위험이 크다. 게다가 반려동물을 장난감으로 여기기 때문에 물리거나 할퀴는 경우도 많다.

반려견에서 귀 염증은 코커스패니얼이나 블러드하운드처럼 처지고 긴 귀를 지닌 견종에서 가장 흔히 발생한다. 물론 귀에 물이 들어갔거나 습기가 찼을 때는 견종에 상관없이 염증이 생길 수 있다.

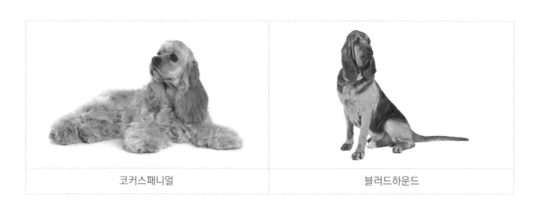

| 코커스패니얼 | 블러드하운드 |

반려견이 귀를 많이 긁고 머리를 옆으로 움직인다거나, 반려견 가까이 갔을 때 귀에서 악취가 나고 노란 액체가 분비된다면 귀 염증이 있을 가능성이 크다.

개 디스템퍼는 진단이 어려운 편이다. 그렇기 때문에 '천 가지 증상을 지닌 병'이라고 알려진 것이다. 기침, 재채기, 분비물, 열, 설사 및 경련은 디스템퍼의 증상 중 일부에 불과하다.

옴(scabies=개선충증)은 피부병의 일종으로 고양이나 사람에게서까지 나타날 수 있는 질병이다. 옴은 진피를 뚫고 들어가 피부를 감염시키는 아주 작은 기생충에 의해 발병한다. 옴 진드기(=개선충)의 경우는 감염된 다른 동물과의 접촉을 통해 전염된다.

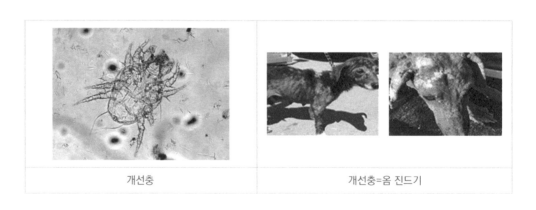

| 개선충 | 개선충=옴 진드기 |

개 기생충은 수의사의 지시에 따라 기생충을 제거하는 것이 필수적이다. 이는 강아

지만 해당되는 게 아니다. 성견의 경우에도 기생충에 감염될 수 있기 때문이다. 배설물에서 기생충을 확인할 수 있는 예도 있다.

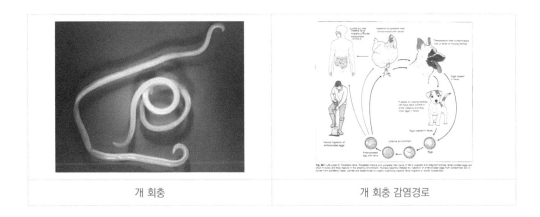

| 개 회충 | 개 회충 감염경로 |

늙은 개나 저먼 셰퍼드, 도베르만처럼 특정 견종에서 흔히 보이는 질병이다. 관절염은 관절의 퇴화나 염증을 뜻하며, 주로 넓적다리관절이나 발꿈치에서 발병한다. 관절염에 걸릴 위험은 비만이거나 운동이 부족한 개의 경우 더 높아진다.

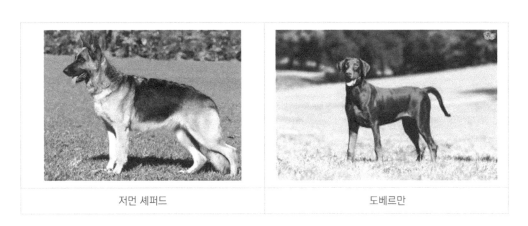

| 저먼 셰퍼드 | 도베르만 |

파보바이러스는 주로 소화계에 문제를 일으키지만, 적혈구 감소 및 심장과 내장 기관의 기능 장애를 일으키기도 한다. 증상은 구토, 식욕 감퇴, 혈변, 피곤함, 설사, 쇠약함, 기운 없음 및 탈수 증상을 보이는데 예방 접종을 통해 감염을 막을 수 있다.

개에게 위염이 생기는 빈도는 우리가 생각하는 것 이상이며 반려견이 위염을 앓고 있는지 알아차리지도 못하는 경우가 태반이다. 위염은 위 점막에 자극이 가거나 염증이 생긴 것을 뜻하며 잘못된 식습관에 의해 생긴다. 예를 들면 적절치 못한 사료, 너무 많이 먹는 경우, 허겁지겁 먹는 경우 등을 들 수 있다. 증상은 구토와 복부 팽만, 더부룩함이지만, 식욕 감퇴나 몸무게 감소, 무기력 및 과한 침 생성 등의 증상을 보일 수 있다.

모기를 통해 감염되는 질병으로 유럽과 스페인의 특정 지역에서 흔히 발생하는 리슈만편모충증의 증상은 아주 다양하게 나타나며 전염을 막는 가장 좋은 방식은 병인을 제거하는 것이다. 리슈마니아증을 매개하는 모기가 알을 낳을 수 있기 때문에 야외에 물통을 놓지 말 것이고, 모기가 집 안으로 들어오지 못하도록 문과 창문에 모기 퇴치 스프레이를 설치할 것이며, 모기 퇴치 연고를 발라준다.

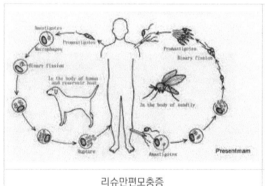

리슈만편모충증

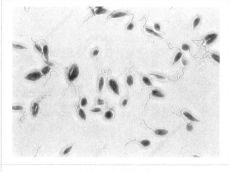

리슈마니아편모충

7

반려동물의 연령별 사양

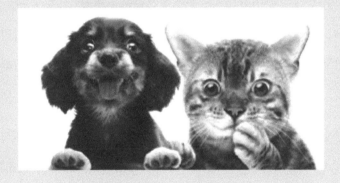

반려동물의 연령별 사양을
개괄적으로 소개하고 그 특징들을 소개한다.

반려견의 먹이 급여 요령은 다음과 같다. 갓 젖 뗀 반려견에게는 소화되기 쉬운 가장 쉬운 상태의 먹이를 주어야 한다. 초소형견종은 6개월, 소형견종은 10개월, 중대형견종은 12~24개월 만에 발육이 완성된다. 최소한 이 기간에는 강아지용 반려견 식품을 급여해야 한다. 소형 반려견의 경우 이유 전 즉 6 ~8 주까지는 습식 상태로 급여한다.

밥그릇은 매일 청소하고 신선하고 깨끗한 물을 항상 급여하며, 건조식품을 물에 불려 줄때는 가능한 너무 차지 않은 물에 불려 주어야 한다. 우유는 오히려 좋지 않다. 반려견은 유당소화능력이 사람에 비해 떨어지므로 설사를 할 수 있다.

반려견에게는 가족들이 식사하면서 사람이 먹던 것을 주지 말고, 정해진 시간에 정해진 곳에서 반려견 식품을 준다. 가급적 시간은 가족들의 식사 시간에 맞춘다. 식탁 옆에서 구걸할 때 음식 대신 가볍게 쓰다듬어 준다. 바닥에 떨어진 음식을 주어서 먹지 않도록 가르친다.

반려견의 입맛이 까다로운 것은 반려견에 원인이 있는 것이 아니라 주인에게 그 원인이 있다. 가족 모두가 간식을 일절 주지 말고 물과 반려견 식품만을 먹도록 유도한다. 시간을 정해놓고 반려견 식품을 주되 20분이 지나서 남는 먹이는 치워버리고 정해진 다음 시간까지 어떤 먹이도 주지 않는다. 다음에도 같은 방법을 반복해서 2~3일 지나면 대부분 반려견 식품을 먹게 된다.

인정에 끌려 다시 사람이 먹는 음식을 주게 되면 다음에는 그 만큼 더 습관을 고치기 어렵게 된다. 반려견은 자기가 음식을 거부하면 더 맛있는 것을 줄 줄 알고 고집을 부리는데 이러한 고집을 꺾어야 한다. 아무리 고집이 센 반려견이라 하더라도 먹을 것을 놔두고 굶어 죽지는 않는다.

반려견의 미각은 사람의 1/5일 정도에 불과함으로 이것저것 자주 바꾸다 보면 입맛이 까다로워지는 원인을 제공하게 된다. 만일 먹이를 바꿀 때는 점진적으로 사료 비율을 섞어가며 5~7일간에 걸쳐 서서히 한다. 임신견, 포유중인 모견, 성장기 강아지, 운동을 많이 하는 반려견은 더 많은 영양을 요구하며 1일 2~3회 나누어 급여하는 것이 좋다.

비만 여부를 체크 할 때에는 복부가 아래로 처져 있는지, 위에서 내려다보았을 때 복부가 좌우측으로 불러있는지, 1, 2늑골 부분이 육안으로 확인되지 않는지를 검토한다. 비만하다고 생각되면 원하는 체중을 정해서 그 체중이 되도록 서서히 급여량을 줄이거나 운동량을 높여 준다.

반려견이 먹어서는 안 되는 음식들에는 다음과 같은 것이 있다.

정어리, 고등어 등 등 푸른 생선 지방은 종종 습진과 알레르기의 원인이 되기도 한다. 비스켓, 초콜렛, 사탕 등 사람이 먹는 다양한 음식을 반려견에게 먹이게 되면 먹이 변화가 일어나기 때문에 설사의 원인이 되며 비만의 원인이 될 수 있다.

닭 뼈와 생선뼈는 장이 상하게 되며, 작은 뼈 전체를 삼켜서 식도나 장이 폐쇄되는 경우도 있고 소화불량의 원인이 된다. 사람이 먹는 우유를 먹게 되면 설사를 일으킬 수 있으므로 개전용 분유를 먹인다.

자연포유 갓 태어난 반려묘는 어미젖을 충분히 먹이는 것이 좋은데, 보통 아기 반려묘는 태어나자 곧 어미를 찾아 젖을 빨므로 초유를 충분히 먹게 된다. 반려묘는 거의 4주까지는 어미 젖 만을 먹고 발육하는데, 젖을 충분히 먹고 어미 곁에서 잠을 자면서 성장한다. 초유 중에는 다른 동물들과 마찬가지로 면역항체가 들어 있어 병원성 미생물의 감염을 방지하여 준다.

자연포유가 불가능할 경우 고양이용으로 제조된 cat milk를 온탕에 용해시켜서 급여한다. 아기 고양이 자신이 먹지 못할 때는 spoid를 이용하여 아기 입에 넣어 먹이는 훈련을 시킨다.

배변과 배뇨는 아기 반려묘 자신이 하지 못하고 어미가 엉덩이를 핥아서 자극시켜야 배설하므로, 어미가 없을 경우는 탈지면이나 화장지를 사용하여 항문 부근을 가볍게 마사지 하여서 배설시킨다.

식사 습관에 따라서 편식하는 경우에는 영양장해를 일으키거나 비만체가 되거나 또는 야윈 체격이 될 수 있다. 또한 식성이 까다롭게 기르는 경우 사육관리에 어려움이 많아진다.

반려동물을 기르기로 결정하고 입양 또는 분양받았다면, 반려동물을 잘 돌봐서 그 생명과 안전을 보호 하는 한편, 자신의 반려동물로 인해 다른 사람이 피해를 입지 않도록 주의해야 한다.

동물 복지에 의거한 동물 사양

기준	세부내용
일반기준	· 동물을 사육 · 관리할 때에 동물의 생명과 그 안전을 보호 하고 복지를 증진한다. · 동물로 하여금 갈증 · 배고픔, 영양불량, 불편함, 통증 · 부상 · 질병, 두려움과 정상적으로 행동할 수 없는 것으로 인하여 고통을 받지 아니하도록 노력한다. · 사육 · 관리하는 동물의 습성을 이해함으로써 최대한 본래의 습성에 가깝게 사육 · 관리하고, 동물의 보호와 복지에 책임감을 갖는다.
사육환경	· 동물의 종류, 크기, 특성, 건강상태, 사육 목적 등을 고려하여 최대한 적절한 사육환경을 제공한다. · 동물의 사육 공간 및 사육시설은 동물이 자연스러운 자세로 일어나거나 눕거나 움직이는 등 일상적인 동작을 하는 데에 지장이 없는 크기이다.
건강관리	· 전염병 예방을 위하여 정기적으로 반려동물의 특성에 따른 예방접종을 실시한다. · 개는 분기마다 1회 구충한다.

아파트에서 반려동물을 키우면 안 될까요?

내가 살고 있거나 이사 가려는 아파트에서 반려동물과 생활할 수 있는지, 어떻게 관리해야 하는지 여부는 해당 아파트의 「공동주택관리규약」에서 확인할 수 있다.

반려목적으로 기르는 개, 고양이, 토끼, 페럿, 기니피그 및 햄스터는 최소한의 사육 공간 제공 등 사육 · 관리 의무를 준수한다.

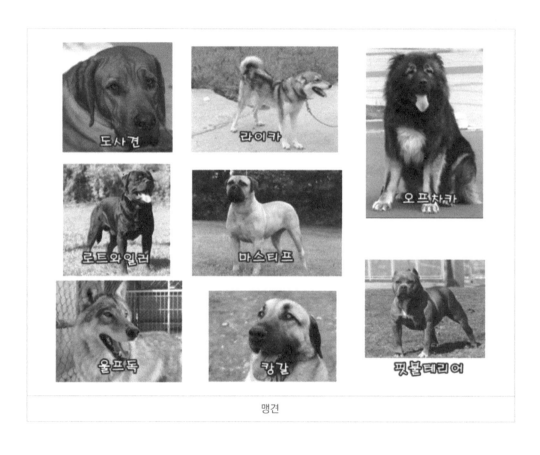

맹견

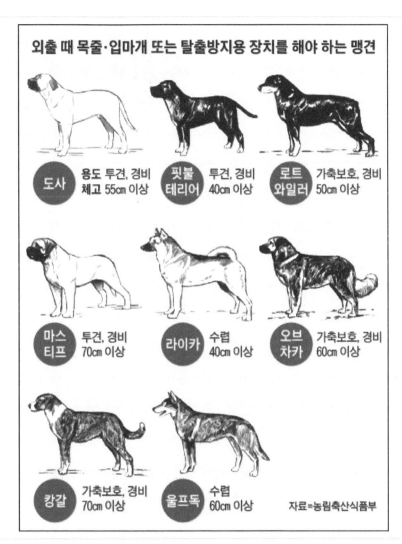

외출 때 목줄·입마개 또는 탈출방지용 장치를 해야 하는 맹견

| 도사 | 용도 투견, 경비 체고 55cm 이상 | 핏불 테리어 | 투견, 경비 40cm 이상 | 로트 와일러 | 가축보호, 경비 50cm 이상 |

| 마스 티프 | 투견, 경비 70cm 이상 | 라이카 | 수렵 40cm 이상 | 오브 차카 | 가축보호, 경비 60cm 이상 |

| 캉갈 | 가축보호, 경비 70cm 이상 | 울프독 | 수렵 60cm 이상 |

자료=농림축산식품부

맹견 목줄과 입마개

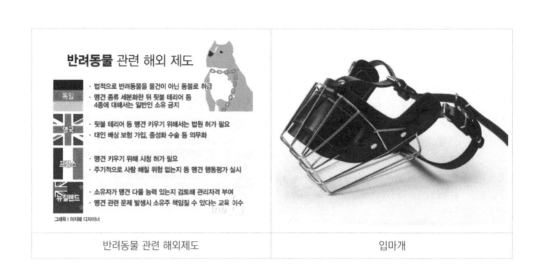

| 반려동물 관련 해외제도 | 입마개 |

맹견소유자 등은 소유자등 없이 맹견을 기르는 곳에서 벗어나지 아니하게 해야 한다. 맹견을 동반하고 외출할 경우에는 목줄과 함께 맹견이 호흡 또는 체온조절을 하거나 물을 마시는 데 지장이 없는 범위에서 사람에 대한 공격을 효과적으로 차단할 수 있는 크기의 입마개 등 안전장치를 하거나 맹견의 탈출을 방지할 수 있는 적정한 이동장치를 해야 한다.

맹견의 소유자등은 다음의 어느 하나에 해당하는 장소에 맹견이 출입하지 않도록 해야 한다.

어린이집, 유치원, 초등학교 및 특수학교, 그 밖에 불특정 다수인이 이용하는 장소로서 시·도의 조례로 정하는 장소 등에서는 맹견을 출입해서는 안된다.

8

반려동물의 출산 및 신생자견

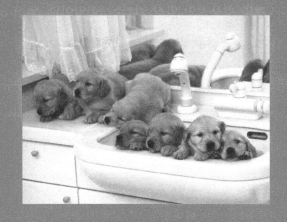

반려동물의 출산 및 신생자견에 대해 살펴보고 이해한다.

반려동물은 야생동물과 달리 출산하고 새끼를 길러가는 과정에서 어느 정도 보호자 개입이 필요하다. 개의 평균적인 임신 기간은 60일이다. 임신 초기에 해 줘야 할 것은 영양 관리다. 임신을 하면 태아의 발육을 위해 칼로리 소모량이 증가한다.

임신 중기에는 평소 먹던 칼로리의 2배가 필요하고, 출산 후 수유를 하는 동안에는 새끼 수에 따라 3~4배가 필요하다. 따라서 임신 전에 먹던 성견용 사료가 아닌 칼로리가 높은 자견용 사료를 먹이고 그 양과 횟수도 늘려주는 게 좋다.

출산 전 동물병원을 방문해 배 속에 있는 새끼들의 발육 상태와 산자수를 확인하는 것은 필수다. 특히 산자수를 미리 확인하지 않으면 긴 분만 과정 동안 배 속의 모든 새끼들이 정상적으로 분만되었는지 알 수 없어 대처가 어려워진다.

임신 후 45일령이 되면 방사선검사를 통해 배 속의 새끼들 골격이 확인된다. 이때 반드시 동물병원을 방문해 새끼수를 확인하도록 한다. 출산 2주 전부터는 어미가 조용하고 아늑하게 쉴 수 있는 공간을 마련해 주는 게 좋다. 사면이 막혀 있는 넉넉한 크기의 상자를 놓아주는 것이 출산 장소로 적합하다. 바닥은 두꺼운 수건을 깔아주는 것이 좋다.

분만이 가까워지면 어미는 식욕 저하, 체온 하강 그리고 바닥을 긁는 등의 불안 행동을 보이는 것이 보통이다. 출산이 임박하면 어미가 알아차리지 못할 정도의 거리에서 최대한 개입하지 않고 지켜보는 것이 좋다. 어미가 방해받지 않고 분만에 집중할 수 있도록 도와줘야 하므로 최대한 조용해야 한다.

분만이 시작되면 20~30분에 한 번 정도의 진통과 함께 새끼가 나온다. 태아는 태막에 싸여 나오는데, 어미가 이 태막을 찢고 새끼를 핥고 탯줄을 끊어준다. 어미가 이것을 못 하는 경우 새끼가 질식사할 우려가 있다. 그러면 보호자가 태막을 찢은 뒤 배에서 1~2cm 떨어진 곳을 소독한 실로 묶고 태반 쪽은 소독한 가위로 잘라내야 한다. 이어 부드러운 수건으로 강아지 코와 입 주위를 잘 닦고 호흡을 확인한다.

진통이 올 때마다 격렬한 어미의 움직임에 먼저 태어난 새끼가 깔려 다칠 수도 있으니 출산이 끝날 때까지 안전하게 옮겨준다. 출산이 끝난 후엔 어미 젖 근처에 놓아주면 스스로 젖을 빨기 시작한다.

출산 예정일이 됐는데도 분만 징후가 없거나, 30분 이상 진통이 지속되었음에도 태아가 나오지 않는 경우 난산일 가능성이 높다. 되도록 빨리 가까운 동물병원을 찾는 것이 좋다. 갓 태어난 새끼 강아지들은 체온 조절 능력이 떨어지므로 실내온도를 높여줘야 한다. 간혹 전기담요를 사용하는 경우 너무 뜨거워 잘 움직이지 못하는 새끼들이 화상을 입는 경우가 있으니 주의해야 한다.

갓 태어난 강아지들은 반드시 어미의 초유를 먹어야 한다. 초유는 면역글로불린 농도가 높아 섭취 시 전염성 질병에 대한 방어력을 갖게 되고, 이렇게 모유를 빨아먹는 과정에서 코로 호흡하는 것을 자연스럽게 터득하기 때문이다. 갓 태어난 새끼 강아지는 생후 10일 전까지는 눈과 귀가 열리지 않아 젖을 잘 찾지 못할 수 있다. 이때는 보호자가 젖을 물 수 있도록 위치를 잡아주는 것이 좋다.

어미의 젖마다 모유가 나오는 양이 다르기 때문에 모유가 잘 나오지 않는 젖을 지속적으로 물고 있는 새끼의 발육이 더딜 수 있다. 매일 새끼 강아지들의 몸무게를 체크하며 모유 섭취가 제대로 이뤄지고 있는지 확인해야 한다.

반려동물의 출산 시 알아두어야 할 것으로는 다음과 같다.

반려견 출산 시 보통 첫 자견 출산 후 30분에서 1시간 만에 두 번째 자견을 출산한다고 알려져 있지만, 2시간 간격으로 출산을 하는 반려견도 종종 볼 수 있다.

따라서 첫 자견 출산 후 1시간이 지났다고 당황하지 말고 침착하게 출산견의 상태를 지켜보셔야 한다.

지켜보다가 모견의 배를 만져봤을 때 뱃속에 태아가 있고 진통시간이 2시간을 훨씬 넘기고 있다면 병원에 연락을 취해 수의사와 상의하는 것이 좋다.

만일 분만이 시작된 후 6시간이 지나도 두 번째 태아가 나오지 않는다면 위험신호로 간주, 그 즉시 수의사에게 보여야 한다.

분만이 12~24시간 이상 지연될 경우, 태아는 대부분 폐사하게 되고 모견도 독혈증, 쇼크, 허탈로 인해 폐사할 가능성이 높기 때문이다. 분만이 끝났다고 생각되면 복부를 잘 만져봐서 남은 태아가 태중에 있는지 확인해봐야 한다. 출산 중 힘들어 하는 모견에게 계란노른자로 영양을 공급해 주면 입맛이 까다로운 경우도 잘 섭취하며 출산이 더 수월해진다.

패키니즈와 같이 주둥이가 짧은 단두 종은 구강구조상 모견이 태반을 찢기에 힘이

들어 출산 시 주인의 손길을 필요로 하고, 머리가 큰 견종의 분만은 난산의 가능성이 많으니 수시로 관찰하며 수의사와 상의해야 하는데 그 대표적인 견종으로는 불독을 들 수 있다.

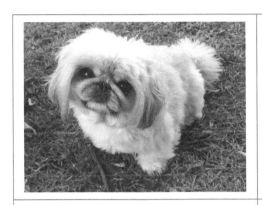
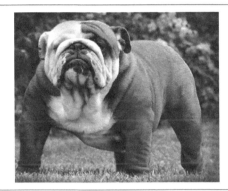

페키니즈	불독

분만이 끝난 모견은 심한 피로로 인해 식욕이 저하되고, 치아와 소화기관도 약해지므로 소화되기 쉽게 먹이를 급여한다. 건조 사료는 따뜻한 물에 충분히 불려 미지근한 상태로 분만 후 12시간이 지나 조금씩 급여하며 모견이 좋아하는 통조림과 섞어주어도 좋다.

칼슘이 부족한 모견인 경우 심하게 헐떡거릴 수 있으니 이때는 칼슘 제를 통조림이나 물에 타서 먹이면 상태가 호전되고, 점차 젖의 분비량이 많아지면서 먹이 섭취량도 증가된다. 신생 견은 생후 24시간이 지나 72시간 이내 분비되는 어미의 젖인 초유를 가능한 골고루 충분히 섭취해야 어미의 질병에 대한 항체를 젖을 통해 얻게 되며 혈액량을 높여 준다.

따라서 이 기간 동안 포유하는 것은 반려 인이 잘 관찰해야 하며 젖을 잘 먹지 못하는 자견은 모견의 젖을 잘 빨 수 있도록 배려해야한다. 자견들 중에 힘센 자견에 밀려 젖을 제대로 못 먹는 자견이 있을 경우에는 반려 인이 위치를 골고루 잘 바꿔주셔서 젖을 못 먹어 영양상태가 결핍되는 경우가 생기지 않도록 한다.

분만 후 반려 인이 가장 주의해야 할 점은 마지막에 태어난 자견은 모견이 지쳐 태반의 처리를 못하는 경우, 직접 양 막을 찢고 탯줄을 자르고 태반을 처리한 후 호흡기관에 남아있는 분비물을 제거하는 일이다.

갓 태어난 모든 신생 견은 기도에 분비물이 있기 마련이기 때문에 모견이 지쳐서 하지 못할 경우 탯줄을 잘라준 후 반려 인이 입으로 코와 입을 부드럽게 빨아내 주어야 한다.

너무 세게 힘을 가해 빨아낼 경우 신생견의 내장 파열이 있을 수 있으니 천천히 부드럽게 해야 한다. 신생견의 호흡기 분비물을 제때 제거해주지 못할 경우 위험한 상황이 될 수 있으니 반려 인은 입으로 빨아내는 것에 대해 거부감을 느끼지 말고 마지막 자견까지 보호해 주어야 한다.

탯줄은 명주실로 묶은 다음 어미의 젖을 빨 수 있게 하고, 젖의 양이 부족하거나 어미가 죽었을 경우에는 인공포유를 해야 하는데 항상 젖병을 잘 소독을 해서 사용을 해야 한다. 이 기간 동안 모견이 섭취하는 먹이는 성견용보다 고칼로리인 자견용 식품을 급여해야 수유로 인한 영양 결핍과 스트레스를 줄여줄 수 있다.

생후 15일까지의 강아지는 특히 보온에 주의해야 하니 겨울철에 출산한 모견과 자견은 각별한 신경을 써야 하고, 출산 후 더러워진 몸을 씻긴다고 모견을 바로 목욕시키는 것은 좋지 않으니 출산 후 일주일 정도가 지난 후 씻겨주셔야 한다.

출산을 하는 모견들은 대부분 스스로 알아서 출산 후 처리를 잘 하지만 반려인의 손길이 필요한 경우도 있으니 잘 지켜보시다가 후처리가 어려울 경우 반려 인이 도와줄 수 있도록 출산 기간 동안 잘 지켜봐 주셔야 사고를 예방할 수 있다.

반려견의 연령별 성장과정

◎ 신생아기(출생 후~14일)

- 미각과 촉각만 보유하고 있어서 미각, 촉각을 이용 모유를 먹음

- 체온조절이 매우 중요하며 동절기 출산 직후 사망률 높음

- 어미견이 대소변을 처리해줌, 모견이 혀를 이용하여 대소변을 처리하여 먹음

- 생후 5일 이내에 사망률 높음, 모견 출산 후 처리 및 포유미숙, 선천적 허약, 조산, 동사 등

◎ 변화기(15일~20일)

- 눈을 뜸, 생후 15일, 처음에는 시각이 약시, 열등으로 보온 시에 시각에 좋지 않음

- 귀가 열림, 생후 20일, 소리에 반응을 보임

- 대소변을 본인 의지로 봄, 자견 스스로 구석진 곳에서 대소변을 봄

◎ 사회화기(21일~45일)

- 사람들과 사회화에 중요한 시기임

- 손길에 긍정적으로 반응토록 할 것

• 21일~35일

- 네발로 기어 다님, 생후 21~25일. 사람과 친숙해지려고 하는 시기로 떨어져

놀기 시작 - 반경이 좁음

- 어미 먹이에 탐을 내고 이유식 하는 시기이며 생후 21~25일경이고 팬 형태
  의 넓은 식기에 이유식을 먹임

- 생후 30일경부터 유치 중 앞니가 발달하기 시작함

• 36일~45일

- 모견과 격리하기에 최적기

- 자견용 사료를 건 사료 형태로 모견과 분리하여 먹임

- 자견들 사이에 서열싸움 시작 : 반려견별 식기에 먹이를 줌

- 양질의 자견용 사료를 선택하여 1일 3~4회 급여함

◎ 아동기(46일~80일)

- 호기심이 많고 물체에 대한 의구심이 생김, 행동반경이 넓음

• 7~8주

- 두뇌와 감각기능이 발달하기 시작하여 감정표시를 시작함

- 모견이 젖 주기를 거부함, 유치 발달

◎ 유년기(10주~6개월)

• 3~4개월경에는 경계심이 심하여 반려인과 낯선 이를 구별하고 낯선 이에게
  쉽게 정을 주지 않음. 진돗개, 삽살개 분양 시 고려사항

- 습성이 반복과 경험으로 굳혀지는 단계이기에 칭찬과 교정을 분명히 해야 함

- 사람의 반응에 대하여 민감하게 반응하는 시기, 성품이 고정되어지는 시기

- 호기심이 왕성하고 성장이 완성되어지는 시기

◎ 청소년기(7개월~15개월)

• 지적 호기심이 많고 환경적응능력이 좋아 본격적인 행동교정에 최적기, 생후 7~8개월경

• 사춘기로 성에 대한 관심이 많고 생식기능이 성립됨. 생후 6~10개월경

- 암캐 생후 9~10개월경 첫 발정

◎ 성견기(16개월~)

- 가장 혈기왕성한 시기는 생후 2년부터 6년 사이임

- 견종에 따라 차이가 있지만 대형견종의 경우는 중년의 연령은 7~8년으로 의욕과 운동력이 저하됨

◎ 노년기(10년 이후~)

- 노령 견은 각종 질환에 노출되며 특히, 비만과 치아질환, 백내장, 관절이상, 치매 등이 흔함

- 마스티프계열의 비만형 대형견종은 생후 8~9년부터 노령화되며 10년 이내에 사망하는 경우가 많음

- 소형견일수록 수명이 길고 15~16세가 되면 노령견이 되며 20년까지 장수하는 반려견도 있음

■ 분만실준비

◦ 분만실은 조용한 곳에 준비하여 모견이 안정되게 생활할 수 있도록 해야 한다.

◦ 실외견이라면 하절기에는 신선한 물을 24시간 공급하고 통풍이 잘되어야하며, 무더위 때는 차광막을 설치하고 선풍기나 에어콘 등을 이용하여 냉방 해줌으로 더위를 피할 수 있어야한다.

◦ 동절기에는 특히, 보온에 유념하여 보온용 열등이나 전기장판, 또는 돈사용 전기 판 넬 등으로 관리하여 자견이 출산 했을 당시 저온으로 인한 동사를 예방하여야 한다.

◦ 보온을 위해 모포나 이불을 깔아주는 경우에는 모견이 물어뜯지 못하도록 고정하여야한다. 모견이 본능적으로 이불 밑에 자견을 넣어서 질식사하는 경우가 있다.

■ 출산준비

모견이 출산 후 처리가 부족하거나 초산의 경우에는 출산 후 처리를 보호자가 도와주어야 하므로 출산 준비를 해야 한다.

◦ 출산 준비물로는 탯줄을 자를 수 있는 소독된 가위와 소독약

◦ 자견 몸체를 씻을 수 있는 따뜻한 물과 닦을 수건, 드라이기, 난로, 상자를 준비한다.

◦ 젖꼭지주변의 배 아래쪽 털과 생식기주변의 털을 짧게 잘라 준다.

■ 출산징후

○ 견종에 따라서는 대체로 출산 당일에는 먹이를 먹지 않는다. 야생의 조상인 늑대의 경우 출산 시 태아를 감싸고 있는 태반을 먹음으로서 며칠 동안 먹이를 먹지 않고 자견을 관리할 수 있다. 그러므로 출산 당일 모견의 경우 본능적으로 먹이를 먹지 않는다.

○ 모견의 유선이 발달되며 모견의 젖을 짜면 반투명 색의 젖이 나온다.

○ 출산 당일 모견에 따라서는 산통이 심하여 소리를 지르거나 바닥을 긁거나 주변의 물건을 물어뜯으며 산통을 호소한다.

○ 모견에 따라서는 별다른 징후 없이 출산하는 경우도 있으므로 반드시 교배 일자를 체크하여 출산 예정일을 계산하고 출산준비를 하여야 한다.

■ 출산 시 응급조치

대부분은 모견이 본능적으로 양수 및 탯줄 처리를 하지만 가끔 출산 후 처리를 하지 못하는 모견도 있다.

○ 모견이 양수를 벗겨내지 못하고 탯줄을 자르지 못하는 경우에는 신속하게 양수를 벗겨내고 2~3cm 정도 자르고 자견을 거꾸로 들어 양수가 기도를 폐쇄하는 것을 방지한다.

○ 탯줄을 소독된 가위로 자른 후 지혈 후에 자른 부위를 감염되지 않도록 소독한다.

○ 따뜻한 물로 몸을 씻은 후에 수건으로 양수를 깨끗하게 닦아내고 한겨울에

는 따뜻하게 말려준다.

- 대형견의 경우에는 출산 중에 모견이 자견을 압사하는 경우가 있으므로 자견이 모두 출산할 동안 상자에 한 마리씩 받아서 따뜻하게 관리하며 모두 출산 후 모견에게 붙여준다.

- 출산 중 모견의 산통이 심하고 자견이 질에 끼어 1~2시간 이상 나오지 못하는 경우 신속하게 동물병원에 의뢰하여야 한다.

- 임신하여 출산 예정일에 7일 이상 경과한 경우 자연분만이 곤란하므로 동물병원에 의뢰하여 제왕절개를 고려해야한다.

반려견은 출산 전 자견의 상태와 반려견의 상태를 확인하는 검사를 받고 반려견이 익숙해 하는 장소에 어둡고 조용한 분위기를 만들어 분만실을 마련한다. 출산 과정을 지켜보되 처음 출산해서 출산을 어렵게 느낄 반려견을 위해 언제든 도움을 줄 수 있도록 준비한다.

반려견이 출산을 하기 직전인 임신 55일경이 되면 각종 검사가 필요하다. 초음파와 방사선 검사이다. 이를 통해 임신된 자견의 수를 정확히 확인할 수 있고 출산 시에 혹시 미처 나오지 못한 자견이 있는지 여부를 알 수 있다.

초음파 검사는 자견의 상태를 확인하는데 큰 도움을 주는데, 이는 임신 기간 동안 수차례 진행하는 검사이지만 이 시기의 초음파 검사는 더욱 중요하다. 만일 자견의 심장 상태가 약하면 사산할 수 있기 때문이다. 또한 출산이 임박한 시기에는 자견의 크기도 확인할 수 있다.

특히 자견의 두개골 크기가 어미의 골반 크기에 비해 큰지 확인을 해야 한다. 만일 두개골이 어미의 골반에 비해 크다면 난산을 예상할 수 있다. 그 외에도 어미 자궁 안에 자견이 횡으로 누워 있을 경우에도 난산이 예상된다. 이 점을 미리 염두에 두고 출산을 대비한다.

검사를 마무리한 뒤 출산 장소를 정해줘야 하는데 보통 반려견의 출산은 자연분만으로 진행하며 반려견에게 익숙한 장소로 정해주고, 이때 분만 장으로 정한 장소는 어둡고 조용하게 유지해줘야 한다. 분만 장에는 배변패드를 넓게 깔아주고, 두툼한 이불도 깔아줘서 안정감을 줄 수 있도록 한다.

만일 출산이 어려운 상황이 발생하면 제왕절개 수술로 이어질 수도 있다. 자견의 머리가 너무 커 자연분만으로는 반려견이 감당하기 어려운 상황이나, 혹시 사산했을 경우에는 제왕절개 수술을 진행해야 한다. 분만 중에도 반려견이 출산을 어려워하는 상황이 발생할 수도 있다. 특히 분만 중 반려견의 출혈량이 많다면 병원으로 옮겨서 제왕절개 수술을 받는 경우도 있다.

탯줄을 자를 가위가 필요하다. 가위는 잘 소독해서 감염을 예방해야 한다. 그리고 반려견의 출산을 돕기 위해 사람의 손이 필요할 수 있기 때문에 손을 소독해줄 소독약도 준비해야 한다. 소독약은 탯줄을 자른 뒤 자른 부위에도 발라줘야 감염을 막을 수 있다.

태어난 자견의 체온을 확인할 체온계와 일정 체온을 유지해줄 수건과 드라이기, 태어난 자견의 몸무게를 잴 수 있는 체중계도 준비한다.

만반의 대비가 끝났다면 반려견을 주목한다. 분만할 때가 되면 반려견은 행동으로 출산할 때가 되었다고 알려준다. 산만하게 움직이며 생식기를 핥거나 누워서 바닥을 긁는 행동을 보이기도 한다. 아무것도 먹지 않는 등 식욕이 떨어지기도 한다. 이 때 체온이 37도 아래로 내려가면 곧 분만이 시작된다는 뜻이므로 준비를 한다.

우선 분만의 첫 단계로 양수가 터진다. 이때부터 반려견의 진통이 심해지며 자견이 30분에서 1시간 간격으로 한 마리씩 어미의 몸에서 나오게 된다. 만일 진통이 길어지고 자견이 잘 나오지 않는다면 난산으로 볼 수 있으므로 가까운 동물병원에서 제왕절개 수술을 고려해야 한다.

양수가 터진 뒤에 출산이 1시간이 넘도록 진행되지 않거나 진통을 느끼지 않는다면 이상 분만을 의심해볼 수 있다. 이때도 수의사의 도움이 필요하니 출산을 앞두고 미리 24시간 운영 동물병원을 파악하는 준비도 필요하다.

자견이 몸 밖으로 나오면 어미가 직접 이빨로 탯줄을 끊어주기도 하지만, 처음 출산을 하는 반려견이라면 능숙하게 하지 못할 수 있다. 이 때는 반려 인이 준비한 가위로 탯줄을 잘라주고 소독약을 발라주며 반려견을 도와줘야 출산이 더 수월하게 이뤄진다. 탯줄은 반려견의 배꼽에서 약 1~3cm 정도 떨어진 지점에서 잘라줘야 한다.

탯줄을 자른 뒤에는 몸통 쪽의 탯줄은 실로 묶어준다. 탯줄은 2~3일 뒤에는 자연스럽게 떨어지게 된다.

태어난 자견의 양수를 닦아주는 일도 잊지 않는다. 반려견이 자견을 혀로 핥아줘서 양수를 핥아주기도 하지만 익숙하지 못한 반려견이라면 이를 잘 하기 어려울 수 있다. 양수를 닦아주고 나면 반려견이 숨을 쉬면서 울음소리를 낸다. 이 때 수건으로 물기를 제거해주고 드라이기로 말려서 체온을 유지할 수 있도록 도와줘야 한다. 그 뒤에 어미 반려견에게 처음으로 젖을 물려주게끔 해 준다.

어떤 일이든 처음은 힘든 일이다. 반려견도 출산이 처음인 경우에는 모든 과정을 수월하게 하기 어려워할 수 있다. 따라서 반려견의 곁에서 분만을 도와줄 반려 인이 분만 과정에 대한 지식을 잘 숙지한 다음 곁에서 도와줘야 한다. 다만, 개는 새끼를 지키려는 습성 때문에 반려인의 도움의 손길보다는 혼자 새끼를 낳는 편이 편하다고 여길 수도 있다.

그러므로 출산 과정을 일단은 지켜보고 만일 출산 과정에서 어려움을 느끼는 부분이 있다고 여겨지면 그때 도움의 손길을 주는 방법도 있다.

개의 임신 시기는 종류와 개별 차가 있지만 대개는 6개월~1년 정도이다. 보통은 대형견 보다는 소형견이 성숙하는 시기가 빠르다. 만약 교배를 생각하신다면 첫 번째 발정기는 피하시는 것이 좋다. 생 후 6개월쯤에 맞이하는 발정기는 아직 골격이 미완성인 상태이므로 자칫 모견과 자견 둘 다 위험 할 수도 있기 때문이다.

그리고 교배를 하기 전 모견의 기생충 유무 다른 질병은 없는지 건강상태를 체크하고 교배를 시켜야 한다. 대부분의 강아지의 질병은 모견으로 부터 감염되는 경우가 많다. 또한 사람과 마찬가지로 임신 기간 중의 약물 복용은 기형의 위험이 있기 때문에 삼가 하는 것이 좋다.

암컷의 발정기는 보통 1년에 두 번이고 발정기의 조짐은 외음부가 커지고 출혈이 있으며 1~2주간 계속되다가 출혈이 멈추면 암컷은 수컷을 받아들인다. 교배 가능 시기는 약 10일간이고 교배 후 몇 주간은 유산하기 쉬우므로 심한 운동은 피하고 영양이 풍부한 먹이를 주어야 한다.

교배 후 19일째가 되면 수정란이 자궁벽에 착상하고 이 때가 되면 식욕부진과 구토를 하게 되는데 사람의 입덧증상과 같다. 이 증상은 2~3일 정도면 없어지게 되는데 만약 계속 된다면 수의사의 진료를 받는 것이 좋다. 교배 후 5주가 지나면 배가 불러오기 시작하는데 이 때는 풍부한 영양소로 단백질, 미네랄, 비타민과 적당한 운동을 해야 한다.

임신한 반려묘의 가정 내 출산

임신 말기에는 방이나 공간을 혼자 쓸 수 있도록 하는 것이 가장 좋다. 임신한 반려묘는 임신 2주째에 공격적으로 변할 수 있으므로 분리시키고 자녀가 가까이 가지 않게 한다. 방은 편안함을 느끼고 저체온증의 위험을 줄이기 위해 22°C 정도로 따뜻해야 하며 65~70%의 습도를 유지하는 것이 좋다.

임신한 반려묘가 출산할 수 있는 둥지를 준비해야 한다. 이 둥지는 임신한 반려묘가 누울 수 있을 만큼 크고 신생 묘가 떨어지지 않을 만큼 측면이 높아야 한다. 플라스틱으로 안을 댄 후 더러워질 경우 쉽게 제거할 수 있도록 신문을 깔고 담요로 덮는다.

둥지는 생애 첫 기간 동안 가장 취약한 시기를 겪는 신생 묘를 보호할 수 있도록 가장 따뜻한 장소여야 한다. 적외선램프는 국소 부위에 열을 과하게 발산하지 않아 좋은 도구이며 30°C로 설정해야 한다.

눈에 띄는 진통이 없어 분만의 첫 단계를 알아채지 못할 수 있다. 하지만 반려묘는 불안해 보이고 보호자를 지속적으로 따라가거나 피하는 것과 같은 이상 행동을 보인다. 또한 목소리가 매우 높아지고 종종 과도한 그루밍을 한다.

출산이 임박하면 둥지를 긁으며 자리를 잡고 큰 소리로 가르릉 거리기 시작한다. 붉은 분비물이 나온 것이 확인되면 보통 1시간 이내에 첫 번째 신생 묘와 태반이 보이기 시작한다.

갓 태어난 반려묘가 태어날 때 우는 소리는 고통스럽게 들리지만 이는 지극히 정상이다. 보통 10~60분 간격으로 출산하며 태반을 먹고 탯줄을 씹어서 끊어낼 가능성이 크다. 분비물이 보이고 두 시간이 경과한 후에도 출산 흔적이 보이지 않을 경우에는 동물병원에 방문하여 도움을 받는다.

임신한 반려묘는 출산 중에 스스로를 잘 관리할 수 있으므로 보호자가 크게 야단 법석 떨 필요가 없다. 15분마다 확인해주는 것으로 충분하며 반려묘가 스트레스를 받으면 출산을 중단하고 몇 시간, 심지어 며칠 동안도 분만하지 않게 된다.

태어나는 즉시 어미에게로 기어가 젖을 먹기 시작한다. 만약 그러지 않는다면 젖을 잘 먹을 수 있도록 도와준다. 젖을 먹인 후에 새끼들을 핥아주지 않을 경우 젖은 수건으로 마사지해주어 소화와 배설을 도와주어야 한다. 실내를 조용하고 따뜻하게 유지한다.

첫 출산을 한 고양이의 15~20%는 분만 며칠 후 발정이 나 갓 태어난 반려묘들을 버려두고 수컷을 찾아다닐 수 있다. 임신한 반려묘가 집에서 스트레스 없이 잘 출산하였다면 안정감을 느껴 새끼들을 잘 돌본다.

9

반려동물의 기초미용

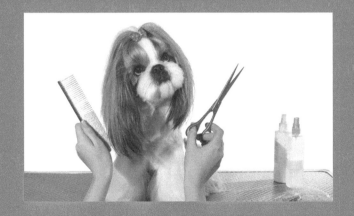

반려동물의 기초미용에 대해 살펴보고 이해한다.

피모를 중심으로 한 반려견의 일상적인 손질을 총체적으로 그루밍이라 한다. 일반적으로는 브러싱 코밍으로 시작해 입욕이나 눈, 귀, 발톱, 다리 등 각 부분의 손질을 그루밍이라 하고 푸들, 테리어 등에 시행하는 털을 뽑는 플러킹과 스트리핑, 자르는 컷팅, 베는 시저링 등의 작업을 트리밍이라 불러 구별하는 일이 많다.

◎ 플러킹

   - 테리어 종의 빠져 나온 털을 가지런히 하기위해 트리밍 나이프로 잡아 뽑는 것

◎ 플러킹의 목적

   - 테리어종 본래의 억센 모질 모색을 유지하기 위함

◎ 스트립핑

   - 트리밍 나이프을 이용해 테리어종의 털을 뽑는 것

트리밍 나이프 종류 및 사용법

◎ 코스나이프

  - 굵은 형으로 몸체의 죽은 털을 완전히 제거하는데 사용

  - 날이 대단히 두껍고 날 끝이 굵고 둔한 것이 사용하기 좋다.

◎ 미디엄나이프

  - 중간형으로 꼬리, 머리, 목 부분의 털을 뽑는데 사용

  - 코스나이프보다 날이 얇고 날 끝의 이가 가늘고 둔한 것이 좋다.

◎ 화인나이프

  - 가는 형으로 귀, 눈, 뺨, 목 밑의 플러킹에 사용

  - 미디엄 나이프보다 날이 더 얇고 날 끝도 가늘다.

  - 날 끝이 둔한 것과 날카로운 것이 있어 날카로운 것은 트리밍 최종 마무리 다듬기에 사용된다.

◎ 사용법

  - 손잡이 부분을 가볍게 쥐고 엄지를 날에 대고 털 결을 따라 수차례 되풀이 된다.

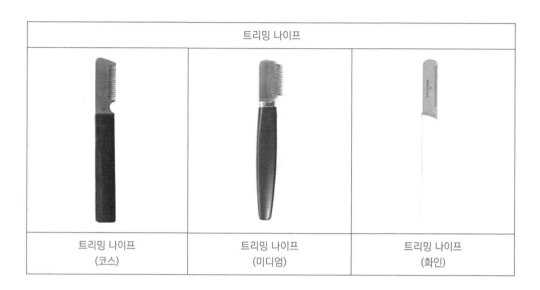

트리밍 나이프		
트리밍 나이프 (코스)	트리밍 나이프 (미디엄)	트리밍 나이프 (화인)

그루밍이란 용어가 개의 피모 및 피부 관리를 의미하는 용어로 가장 많이 사용되고 유견시기로의 코트로 변환하는 성장초기의 환모기 관리 및 그 외 일상의 청결유지 및 신진대사의 촉진 등에 의한 건강 유지와 피부자극에 의한 혈액순환의 촉진, 외부 기생충의 구제 등이 개 그루밍의 기본적 목적이다.

그루밍 수법은 쇼의 진출을 목적으로 한 그루밍(show clip)과 일상 가정 내에서 반려견으로 써 키우기 위한 그루밍(pet clip)으로 나눌 수 있다. 쇼에 참가하기 위한 그루밍은 출전 스타일에 맞추어 환모 즉, 털갈이 시기 등도 고려한 후에 쇼 당일에 출전견이 최고의 상태에서 임하고, 견종 표준에 의해 트리밍이 될 수 있도록 피모를 정돈해 두어야 한다.

쇼 컷트를 하기 위해서는 피모를 길게 펴서 준비하는 것도 필요 하고 건강관리를 포함해 쇼 당일에 초점을 맞춘 일상의 그루밍이 중요하게 된다. 가정 내에서 반려견으로써 키우기 위한 그루밍으로는 청결한 일이나 다루기 쉬움이 우선이 된다. 건강한 피모 관리를 하기 쉬운 상태라면 전문적인 모양 만들기나 피모 관리를 위한 랩핑 등의 테크닉은 별로 필요 하지 않다. 쇼의 진출을 목적으로 한 그루밍(show clip)에서는 랩핑(wrapping)을 하는데 이는 푸들 또는 요크셔테리어 등의 장모종 견종의 긴 네츄럴코트(natural coat)를 보호하기 위하여 적량의 코트(coat) 단위로 나누어 랩핑 페이퍼로 싸주는 것을 말한다. 랩핑 페이퍼(wrapping paper)란 랩핑을 위한 종이로서 세트 페이퍼(set paper)라고도 한다.

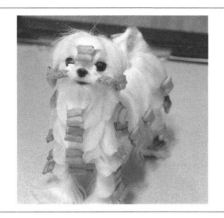

랩핑
(Wrapping)

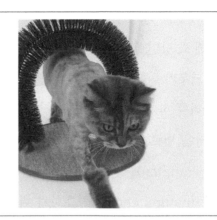

고양이 셀프 그루밍 스크래처
(Self Grooming Scratcher)

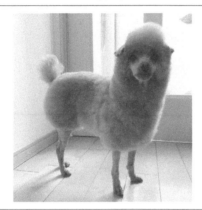

푸들

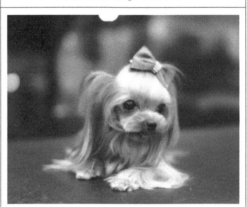

요크셔 테리어

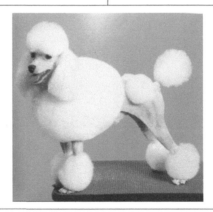

쇼 크립
(Show Clip)

브러싱(brushing)은 핀브러쉬(pin brush), 슬리커 브러쉭(sliker brush) 및 빗(comb)을 사용한다. 코트의 일부분을 선택하여 한 부분의 브러싱이 완료되면 다음 부분의 브러싱으로 이행한다. 브러싱은 브러쉬의 한쪽 끝을 사용하는 것이 좋으며 브러싱 할 코트(coat)의 윗부분을 잡고 1~2mm씩 내려주면서 실시한다.

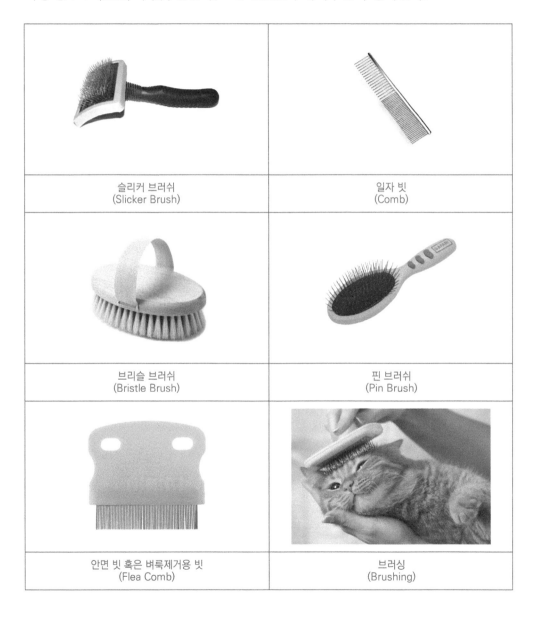

슬리커 브러쉬 (Slicker Brush)	일자 빗 (Comb)
브리슬 브러쉬 (Bristle Brush)	핀 브러쉬 (Pin Brush)
안면 빗 혹은 벼룩제거용 빗 (Flea Comb)	브러싱 (Brushing)

클리핑(clipping)은 클리퍼를 사용하며 크리퍼 블레이드(clipper blade)는 1.0mm 사이즈를 사용한다. 대부분의 견종에서 그루밍 과정 중에서 필수적으로 클리핑하여야 할 부분은 항문 및 생식기 주위, 복부, 발바닥, 안면부 즉, 얼굴 눈 앞 등이며 장모종인 경우는 복부, 겨드랑이 의 클리핑에 측 복부 쪽 장식 코트의 손상에 주의한다.

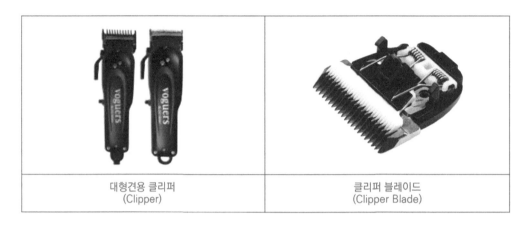

| 대형견용 클리퍼
(Clipper) | 클리퍼 블레이드
(Clipper Blade) |

발톱자르기(nail cutting)는 반려견용 네일 클리퍼를 사용하며 플라이형(plier type : 니퍼형)은 소형견에서 단두대형(guillotine type : 길로틴형)은 대형견에서 편리하게 사용할 수 있다. 일반적으로 2~3개월령부터 실시한다.

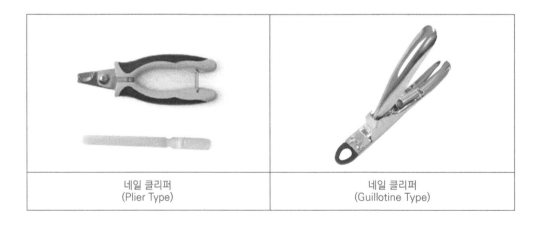

| 네일 클리퍼
(Plier Type) | 네일 클리퍼
(Guillotine Type) |

귀 청소(ear cleaning)는 겸자(forceps), 면봉 및 귀 세정제(ear cleaner) 등을 사용한다. 귀 내부의 털(coat)을 겸자 또는 손끝으로 뽑아서 제거하고, 귀 세정제를 사용하여 청결히 한다.

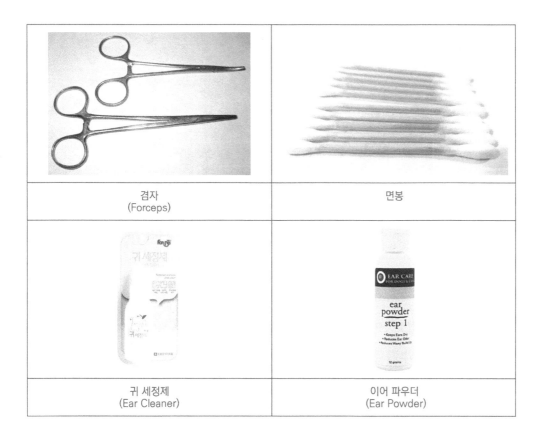

겸자 (Forceps)	면봉
귀 세정제 (Ear Cleaner)	이어 파우더 (Ear Powder)

귓속의 털은 기본적으로 겸자를 이용하여 뽑아주는데 이어 파우더(ear powder)를 이용하면 털이 미끄러지지 않고 잘 뽑히므로 소량씩 집어 제거한다. 한편 너무 많은 양의 털을 한 번에 잡아 뽑으면 귀 내부에 피부를 상하게 하여 염증을 일으킬 수도 있으니 주의한다. 귓속의 관리는 귓바퀴를 중심으로 하여 청소하되 너무 깊숙이 건드리지 않도록 주의한다. 귀는 청결상태와 냄새 및 귀 내부표면의 색깔 등을 조사하여 다홍색, 검은색 및 어두 운색을 나타내거나 좋지 않은 냄새를 내며 간헐적 또는 계속하여 머리를 흔들고 귀를 긁는 다 면 즉시 진단을 받는 것이 좋다.

샴푸(shampoo)는 물에 적당량을 희석하여 린싱(rinsing)은 필요에 따라서 실시한다. 물의 온도는 25~30℃ 적당하고 보통 손등을 이용하여 물의 온도를 확인한다. 안면부는 샴푸를 직접 투여하지 말고 다른 부위의 거품 등을 이용하여 신속하고 부드러운 세척을 실시한다. 또한 샴푸의 초기 단계에서 반드시 항문선을 제거한다.

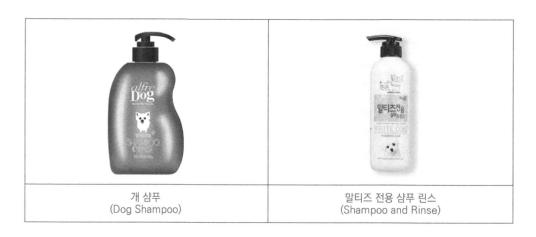

| 개 샴푸
(Dog Shampoo) | 말티즈 전용 샴푸 린스
(Shampoo and Rinse) |

건조(drying)는 브로우 드라이어(blow dryer) 브러쉬(brush), 빗(comb) 및 수건(towel, 스폰지타올) 등이 필요하다. 샴푸 후 린싱 후에는 욕조 내부에서 몸의 수분을 짜주어 제거하고, 수건으로 감싸(towelling) 그루밍 테이블로 옮긴다. 건조는 브로우 드라잉(blow drying)을 실시하고 자연건조 되지 않도록 브러싱 하면서 신속히 그리고 완벽하게 실시한다.

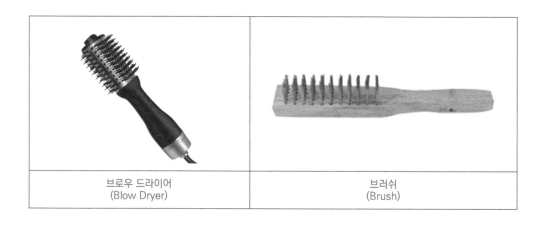

| 브로우 드라이어
(Blow Dryer) | 브러쉬
(Brush) |

코우밍은 전체적으로 빗(comb)의 통과가 원활한 상태가 되어야 한다. 다듬기는 전체적으로 시저(scissor, 가위)를 사용하여 다듬는다.

기본 관리에서 코트의 브러싱은 개의 그루밍(grooming)에서 가장 중요하고 많은 시간을 요구하는 최초단계이고, 트리밍하는 견종에 따라 다르지만 빗, 핀 브러쉬, 슬리커, 등을 사용하여 견의 뒤쪽 즉, 꼬리쪽 부분부터 시작한다. 브러싱은 반드시 손으로 털의 위쪽을 잡아 털을 조금씩 내려주고 핀이 털을 통과하면 다음 윗부분을 하는 식으로 조금씩 하여준다.

모류의 흐름에 따라 코트(coat)를 정리한다. 발끝은 손으로 무릎관절을 펴서 고정하여 조금씩 털을 내려주면서 빗을 통과시킨다. 반려견의 발끝은 손으로 다리를 들어 올려 고정시키고 작업한다. 배와 사타구니 안쪽은 앞다리를 들어 올린 상태에서 브러싱을 한다.

목욕을 할 때에는 하반신에서 점차적으로 상반신으로 옮겨 두부, 귀를 손으로 가볍게 문질러주면서 샤워기의 물이 빨리 침투하도록 한다. 항문선, 즉 항문 낭을 짜준다. 샴푸에 농도가 묽게 하여 사용한다. 몸의 넓은 부분을 손바닥을 사용하여 빨리 씻어준다.

손 발끝 등은 트리머의 손끝을 이용하여 빨리 씻어준다. 얼굴은 소량의 샴푸를 거품을 내어 거품을 이용하여 씻는다. 샴푸액이 남지 않도록 충분히 헹구어 준다. 그러기 위하여 샤워를 할 때 견이 아주 싫어하는 두부, 얼굴은 직접 샴푸액을 사용하지 말고 이 부분의 헹굼이 빨리 끝나도록 한다.

항문낭(anal sacs)이란 항문에 대하여 4시와 8시 방향의 외복부측에 위치하는 분비물을 내는 일종의 항문선(anal glands)으로서 각각은 작은 도관으로 항문 피선과 연결된다. 항문선은 직장 내의 배설물 즉 변을 배설하기 용이하도록 지질 성분을 분비하는 것으로 배변 행위 시 이외에는 불필요한 기관이라 할 수 있다.

항문선은 계속하여 분비활동을 하므로 약 10~14일 정도가 되면 대부분 개들에게 항문피선의 분비물이나 끈적끈적한 진흙과 같은 분비물로 채워져서 정상적인 경우에도 황갈색의 악취를 풍기는 분비물을 함유하게 된다. 분비물이 덩어리를 형성하는 등의 이유로 배출되지 않을 경우가 있는데 이것은 항문종양, 농양 등 각종질환의 원인으로 작용한다.

개가 카펫트나 잔디위에 항문 부분을 질질 끌고 다닌다던지 또는 자신의 뒷부분을 보기 위하여 빙글빙글 도는 동작이 관찰되면 항문선의 질환 또는 개 편충의 감염을 의심할 수 있다.

개의 피부 표면은 각질층으로 물고기의 비늘 형으로 덮여 있다. 피부의 표면에는 피부의 건조를 막기도 하고 미생물의 피부에 침입하는 것을 방지하기 위한 피지가 분비되어 있다. 피지는 피부에 있어 불가결한 것인 반면에 외부로부터 먼지나 오물로써 피부에 고착한다. 먼지나 오물로써 피부의 신진대사를 막아 세균의 온상이 되고 피부병의 원인이 되기도 한다.

샴푸의 목적은 피부와 피모의 더러움을 떨어뜨리고 청결하고 더욱 아름답게 한다. 트리밍 하기 쉽게 피모를 가지런히 한다. 피부의 신진대사를 높이고 피모의 발육을 촉진시킨다. 샴푸를 필요이상으로 빈번하게 하는 것은 폐해도 생기므로 주의할 필요가 있다.

피지를 제거하고 피모나 피부의 탄력을 잃게 한다. 체온조절작용의 저하 시킨다. 피부의 건조 방지 능력의 저하 시킨다. 수분을 말리는 능력을 저하시킨다. 피모가 떨어져 나간다. 피모세포에 악영향을 준다.

샴푸시의 주의사항은 다음과 같다.

피모 피부의 상태에 맞추어 간단하게 헹굴 수 있는 샴푸를 선택한다. 샴푸 전에 반드시 정성스럽게 브러싱 한다. 샴푸가 잘 스며들도록 사전에 미지근한 물로 적신다. 온도는 25℃~30℃의 물이 좋다. 여름이나 임신한 개는 미지근하게 한다.

손톱을 세우는 일 없이 손바닥으로 털 결을 따라 씻는다. 마구 비비는 것은 주의한다. 몸이 안 좋아 체온이 높을 때는 샴푸를 하지 않는다. 클리퍼, 슬리커에 의한 상처나 외상이 있을 때에는 샴푸를 하지 않는다. 피부병에 걸렸을 경우에는 병상에 맞는 약탕 이외는 하지 않는다.

린스의 목적은 샴푸로 알칼리성이 된 피모를 중화시킨다. 샴푸에 의한 과도의 탈모를 막고 영양을 주어 보호한다. 피모의 건조를 막고 유연성을 주어 윤기를 좋게 한다.

린스시의 주의사항은 다음과 같다.

린스의 과다사용으로 털이 너무 부드럽게 되어 트리밍하기 어렵게 된다. 오일린스는 중화의 역할을 하지 않기 때문에 사용법에 주의한다.

장모종은 겨울에 정전기가 일어나기 쉬우므로 린스를 많이 사용하지만 여름에는 견의 모발관리를 이용해서 사용한다. 린스 액은 직접 피부에 닿지 않게 하고 묽게 희석하여 쓰던지 하여 마사지하는 식으로 하여주고 조금 방치하여 두어도 된다.

샴푸와 린스가 끝나면 여분의 수분을 손으로 짜서 어느 정도 제거한다. 이 작업을 충실하게 행하면 이어지는 타월 드라이의 작업시간을 단축시킬 수 있다.

수분을 타월로 닦을 때 타월로 피부를 잘 눌러주어 털의 깊숙이 들어 있는 수분을 잘 제거한다. 이때 장모종견은 등선부터 양 사이드로 나누어 닦아주면 털이 엉키지 않는다.

장모종의 웨이브가 생기지 않도록 털뿌리에 바람이 닿는 부분을 슬리커, 핀 브러쉬, 빗 등으로 털을 펴는 것처럼 반복하여 빗어준다. 털이 한 가닥 한 가닥 완전히 떨어져 있으면 건조된 상태이고 웨이브가 있고 붙어있는 털이 있으면 건조가 완전하지 않은 상태이다.

털을 완전히 건조 시키지 않은 상태에서 트리밍을 해버리면 지장이 생기고 건강 면에서도 좋지 않다. 드라이기를 사용하여 꼬리 쪽 부분부터 머리 방향으로 털을 잘 펴준다. 드라이기를 너무 뜨겁게 한다든지 너무 가까이 오래 사용하면 화상을 입던지 털이 부수어지므로 빗을 사용하여 민첩한 동작으로 건조한다.

핸드드라이어 스탠드식 드라이어 등을 사용하여 브러싱을 말리는 방법과 상자형의 케이지 드라이어에 개를 넣어 말리는 방법이 있다. 또한 털이 뜨지 않도록 몸에 타올을 걸쳐 그 위로부터 드라이어로 말리는 방법이 있다.

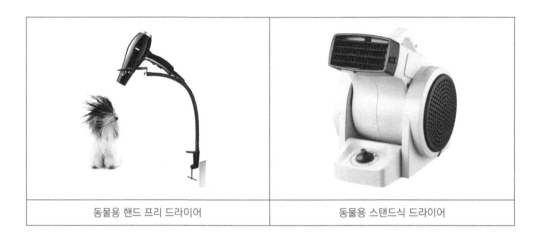

| 동물용 핸드 프리 드라이어 | 동물용 스탠드식 드라이어 |

드라이시의 주의사항은 다음과 같다.

드라이어를 피모에 너무 바싹 붙이지 말고 20cm 정도 떨어뜨린 장소로부터 댄다. 드라이어의 풍 량은 많게 하고 열량은 그다지 높지 않게 한다. 피모의 모근 부분부터 완전하게 말린다. 긴 털 종의 경우에는 같은 부분을 계속 말리지 않고 조금씩 드라이어를 이동하면서 말린다.

곱슬 털이나 수축된 털의 개는 같은 부분을 집중적으로 말리지 않으면 털이 말리기도 하고 수축되기도 한다. 말릴 때 브러싱을 부드럽고 새빠르게 행한다. 얼굴 정면에 드라이어를 대지 않는다.

한 달에 1~2회 실시 하며 매일 산책을 하는 반려견의 경우 자연히 땅에 의해 마모됨으로 손질할 필요가 없다. 발톱의 색상이 흰색인 경우 혈관을 볼 수 있어 용이하지만 색상이 검정색인 경우 뒤쪽으로 발을 돌려 발바닥 살과 수평이 되도록 잘라주면 된다. 전에 짧게 잘라 애완견에게 고통을 주었다면 다음 번 에는 기피하므로 주의해야 한다

견 전용의 발톱 깎기를 사용하여 샴푸 후에 발톱이 부드럽게 되었을 때 잘라준다. 발톱 안에는 혈관이 있으므로 발톱 깎기는 혈관의 바로 앞까지만 한다. 또한 흙색 발톱은 혈관의 위치 판단이 어려우므로 뾰족한 곳의 끝 부분만 잘라준다. 며느리발톱 자르는 것을 잊어버릴 경우가 있는데 주의한다. 발톱이 길어 살에 파고들어가 있는 경우 사람이 사용하는 발톱 깎기로 잘라준다.

귓속의 털은 기본적으로 겸자를 이용하여 뽑아주는데 이어 파우더(ear powder)를 이용하면 털이 미끄러지지 않고 잘 뽑히므로 소량씩 집어 제거한다. 한편 너무 많은 양의 털을 한 번에 잡아 뽑으면 귀 내부에 피부를 상하게 하여 염증을 일으킬 수도 있으니 주의한다.

귀 손질에서 주의사항은 다음과 같다.

귓속의 관리는 귓바퀴를 중심으로 하여 청소하되 너무 깊숙이 건드리지 않도록 주의한다. 귀는 청결상태와 냄새 및 귀 내부표면의 색깔 등을 조사하여 다홍색, 검은색

및 어두 운색을 나타내거나 좋지 않은 냄새를 내며 간헐적 또는 계속하여 머리를 흔들고 귀를 긁는다 면 즉시 진단을 받는 것이 좋다.

거의 모든 견종이 눈 주위에 약간의 분비물이 존재한다. 그러나 일부 견종은 그 정도가 심해서 눈 주변의 코트와 함께 엉겨 붙어 있는 경우가 있다.

페키니즈(Pekingese), 시추(Shih Tzu), 제페니스 친(Japanese Chin), 킹 찰스 스페니얼(King Charles Spaniel) 등과 같이 크고 돌출된 눈을 가진 품종은 쉽게 안구를 긁어 각막(cornea)을 손상시킬 수 있으므로 눈 속으로 들어 갈 수 있는 눈 주위의 코트를 부드러운 티슈 등으로 빼내준다. 심하게 눈곱이 낀 경우에는 수의사의 지시를 받은 후에 항생물질이 함유되어 있는 연고를 사용한다.

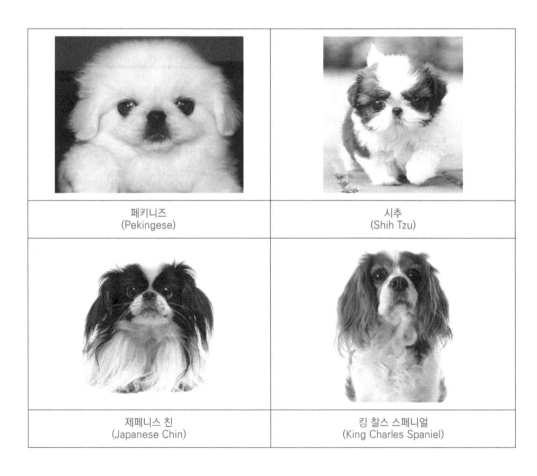

페키니즈 (Pekingese)	시추 (Shih Tzu)
제페니스 친 (Japanese Chin)	킹 찰스 스페니얼 (King Charles Spaniel)

예방접종 및 주요 피부질병을 보면 다음과 같다. 예방접종의 목적은 전염성이 강하고 치명적인 질병으로부터 반려견을 보호한다. 생후 6주후 예방접종 시작한다. 생후 6주후부터 어미의 항체가 거의 사라지므로 보통 이 시기부터 예방접종을 시작 한다. 6~18주내에 면역을 형성 및 증가한다.

그루밍 용어에는 다음과 같은 것들이 있다.

◎ 가위(Scissors, 시저)

쉐이빙 가위(shaving scissors)와 스이닝 가위(thinning)로 구분한다.

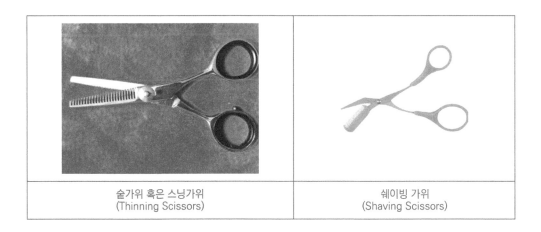

숱가위 혹은 스닝가위 (Thinning Scissors)	쉐이빙 가위 (Shaving Scissors)

◎ 그루머(Groomer)

애견미용사로 불리기도하며, 개의 피모 관리를 전문적으로 하는 사람, 트리머(trimmer)는 그루머로 통합하여 불린다.

◎ 그루밍(Grooming)

몸을 청결히 하고 건강하게 하기 위한 컷팅(cutting)을 제외한 전반적인 일상의 손질을 의미한다.

◎ 네일 컷팅(Nail cutting)

발톱자르기

◎ 네일 클리퍼(Nail clliper)

발톱깍이이며, 플라이어형(plier type ; 니퍼형과 단두대형(guillotine line
type ; 길로틴형)의 두 가지이다.

◎ 넥 라인(Neck line)

아래턱 밑의 못 부분에 넣어주는 클리핑 부분. 일반적으로 u자형과 v자형의
두 가지가 있다.

◎ 더치 클립(Dutch clip)

푸들의 펫 클립(pet clip)의 하나로서 펫 클립 중에서 가장 대표적인 클립이
다.

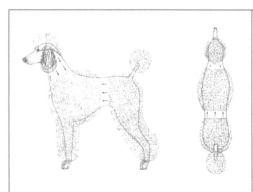	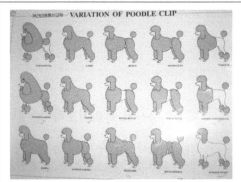
펫 클립(Pet Clip) (더치클립, 시카고 더치, 피츠버그 더치, 크리스 크로스 더치, 파자마 더치)	푸들미용종류 (=푸들 크립)

◎ 드라잉(Drying)

베이싱(bathing)후 브로우드라이어(brow dryer)로 코트를 말리는 과정이다.

◎ 디메팅코움(Dematting comb, 엉킴털뭉치제거빗)

불량의 엉키거나 뭉친 코트를 제거하는데 사용하는 길고 넓은 간격의 날을 가
진 도구이다.

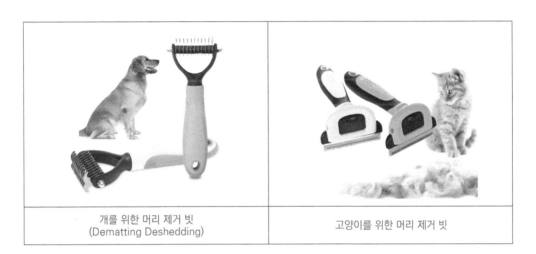

| 개를 위한 머리 제거 빗
(Dematting Deshedding) | 고양이를 위한 머리 제거 빗 |

◎ 램 클립(Lamb clip)

푸들의 펫 클립(pet clip) 중에서도 플레이 패턴(plate pattern)으로 분류되
며, 클립의 형태가 새끼양과 비슷하기 때문에 램(lamb)이라는 명칭을 붙여 명
명된 클립(clip)이다.

◎ 랩핑(Wrapping)

푸들 또는 요크셔테리어 등의 장모종 견종의 긴 네츄럴 코트(natural coat)를 보호
하기 위하여 적량의 코트(coat) 단위로 나누어 랩핑 페이퍼로 싸주는 것을 말한다.

◎ 랩핑 페이퍼(Wrapping paper)

랩핑을 위한 종이. 세트 페이퍼(set paper)라고도 한다.

◎ 레이킹(Raking)

스트립핑한 후의 잔류 오버코트를 2~3일 간격으로 제거해 주는 것이다.

◎ 로제트(Rosette)

푸들의 컨티넨탈 클립에서 후구쪽 등선에 만든 1쌍의 둥근 장식코트이다.

◎ 롤링(Rolling)

코트가 지나치게 길어 운동시에 감기는 상태로 보이는 것이다.

◎ 리어 브레슬렛(Rear bracelet)

브레슬렛으로 간단히 부르기도 하며, 푸들(poodle) 뒷다리의 둥근장식 코트
이다.

◎ 린싱(Rinsing)

샴푸후에 적당히 희석한 린스(rinse) 액을 고르게 바르듯이 뿌린 후 코트(coat)
를 맛사지(massage)하는 작업으로 일반적으로 트리밍으로(trimming)으로 작
업이 이어지거나 몸에 비듬이 많을 때에는 린싱을 하지 않는 것이 좋다.

◎ 밴드(Band)

띠 형태로 클리퍼나 시저로 넣어주는 것이다.

◎ 베이싱(Bathing)

입욕(목욕)을 말하며, 물로 코트를 충분히 적셔 물로 희석한 샴푸(shampoo)로 세척하고 맑은 물을 이용하여 충분히 헹구어 내는 작업이고 베이싱 이전에 반드시 배설을 유도하며 물의 온도는 25~30℃가 적당하다.

10

반려동물의 용품 및 특성

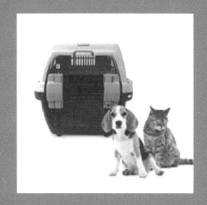

반려동물의 용품 및 특성에 대해 살펴보고 이해한다.

반려동물과 함께 시간을 보내는 '펫콕족'이 많아지면서 반려동물 용품이 증가하고 있다. 입양 전 준비해야 하는 필수 용품에는 다음과 같은 것들이 있다.

밥그릇과 물그릇이 있는데, 사람이 쓰던 그릇보다는 반려견만의 전용 그릇을 구비해두는 것이 좋다. 여러 종류가 있는데 장단점이 있기 때문에 기호에 맞게 선택해야 한다. 가장 비용이 적은 플라스틱과 도자기 그릇은 세척과 살균이 용이하지만 표면이 파인 곳에 박테리아와 잔여물이 남을 수 있다. 만약 이 그릇을 사용하게 된다면 정기적으로 교체해주시는 것이 좋다. 세라믹과 유리그릇은 무거워 깨지기 쉽고 개에게 해로운 납을 함유하고 있어 추천하지 않는다. 철제 그릇은 가장 비싸지만 그만큼의 가치를 지니고 깨지지 않고 위생적으로 손질하기 쉽다.

종과 나이에 맞는 음식과 간식을 구비해야 한다. 종과 나이, 무게에 맞도록 세분화된 사료 종류들이 많다. 입양하는 반려견이 필수적인 영양소를 모두 흡수하도록 도와준다. 또한 아직 사람의 교육을 받지 않은 반려견에게 최고의 훈련 수단은 간식이다.

배변 훈련 등 다양한 교육에 간식을 사용할 수 있도록 미리 준비해두는 게 좋다.

방석과 집과 계단이 있어야 한다. 사람에게 방이 있듯이, 편히 쉴 수 있는 자신만의 공간이 중요하다. 애견 방석과 집을 준비한다. 애견 방석은 푹신한 재질도 좋지만 진드기 침입도 막아주고 생활 방수도 되는 메모리폼 재질을 추천한다. 특히나 배변 훈련이 되지 않은 어린 새끼에게는 생활 방수가 되는 방석이 더욱 좋다.

슬개골 탈구는 강아지의 영원한 적이다. 이를 예방하기 위해서 계단을 구비해야 하는데 강아지를 입양하면 당장은 필요하지 않겠지만 청소년기 이상의 반려견을 입양하는 경우 계단을 준비한다.

산책 용품으로는 리드 줄이 필요하다. 다른 사람에게는 두려운 존재일 수 있다. 따라서 리드 줄은 필수이다. 또한 법적으로 맹견류인 종은 산책 시 입마개 착용이 필수이다. 반려견 산책에 가장 기본적인 매너는 배변 봉투이다. 배변을 할 시, 바로 치울 수 있도록 배변 봉투를 준비해야 하는데 배변을 치우지 않으면 벌금을 낼 수도 있으니 꼭 준비한다.

심장 사상 충 약은 주사, 바르는 용도의 약, 먹는 용도의 약 등 다양한 종류가 있다. 병원에서 주사를 맞거나 약을 구입할 수 있다. 또한 심장 사상 충 약은 인터넷에서도 저렴하게 구매할 수 있다.

반려견에게도 화장실이 필요하다. 배변패드나 배변 판을 준비해야 하는데 일회성이라 비용 적으로 더 부담이 되긴 하지만 배편 패드는 배편 판보다 강아지의 발을 편하게 할 수 있어 더 좋다.

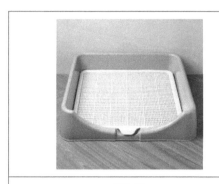	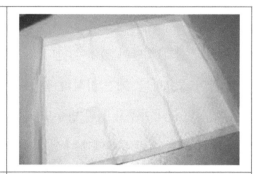
배변 판	배변 패드

　대중교통이나 공공장소 혹은 어딘가를 이동할 때 필수적으로 필요한 것은 캐리어이다. 최대한 답답하지 않도록 메쉬 창이 많은 캐리어를 추천한다. 개 모 차는 필수는 아니지만 산책이 어려운 노견에게 좋다.

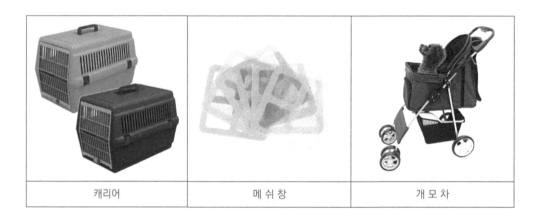

캐리어	메쉬창	개모차

　반려동물을 위한 기발한 펫 테크(Pet-tech) 제품을 소개한다.

　반려동물과 놀아주는 자율주행 로봇이 있다. 주인이 외출하고 집에 혼자 남겨진 반려동물에겐 로봇 친구가 필요하다. 원리는 로봇청소기와 비슷하다. 공간 내에 있는 장애물을 인식한 다음 알아서 이리저리 움직이며 반려동물의 관심을 끈다.

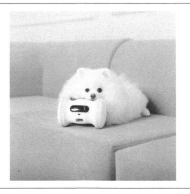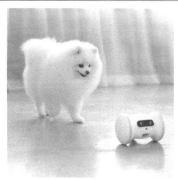

반려동물용 자율주행 로봇

잘 따라온 반려동물에게 간식을 하나씩 떨어뜨려 준다. 충격에 강한 폴리카보네이트로 만들어 반려동물과 격하게 놀다 계단에서 낙하하거나, 강아지에게 물어 뜯겨 망가질까 걱정할 필요도 없다. 스마트 폰을 이용해 주인이 직접 조종하거나 특정 동작으로 움직이도록 알고리즘을 지정하는 것도 가능하다.

반려동물 전용 얼굴인식 밥그릇이 있다. 식탐을 부리는 반려동물을 위해 만든 것인데 2마리 이상 반려동물을 키울 때 서로의 음식을 훔쳐 먹거나, 한 녀석이 음식을 독차지해 골치가 아팠다면 문제를 말끔히 해결해준다.

탑재된 인공지능 카메라가 반려동물의 얼굴을 인식한다. 강아지인지, 고양이인지, 보더 콜리인지 포메라니안인지 확인하고 지정된 반려동물이 밥그릇 앞에 왔을 때에만 뚜껑이 열린다. 주인이 각 반려동물이 언제, 얼마나 많이, 얼마나 자주 먹는지 모니터링할 수 있는 기능도 있다.

고양이용 스마트 화장실이 있는데, 반려동물을 키우면서 가장 귀찮은 일은 밥을 주는 일과 화장실을 처리하는 일이다. 인간은 첨단기술의 힘을 빌려 가장 귀찮은 일부터 기계에 일임한다. 고양이 전용 배설물 자동 처리기기다.

고양이가 배설을 하면 자동으로 배설물을 치워주고 모래를 보충한다. 또 고양이의 몸무게와 배변 횟수를 점검해 고양이들이 가장 많이 걸리는 비뇨기 질환을 미리 관리할 수도 있다. 고양이를 여러 마리 키우더라도 체중에 따라 특정 고양이를 식별해 정확한 정보를 제공한다.

고양이를 위한 러닝머신이 있다. 거대한 햄스터 쳇바퀴처럼 생긴 것으로 고양이가 스스로 바퀴를 돌리면서 운동하도록 고안됐다. 이 기계는 다이어트 사료와 산책을 거부한 뚱뚱한 고양이에겐 개인 트레이너와 다름없다.

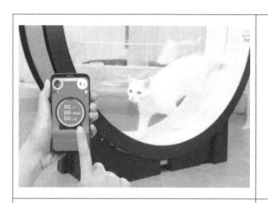
고양이 러닝머신

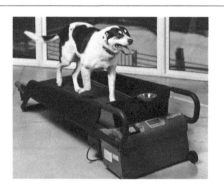
개 러닝머신

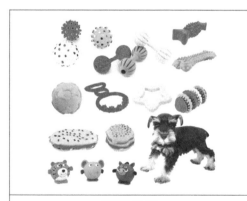
반려견 장난감

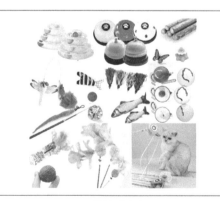
고양이 장난감

11

반려동물의 입양

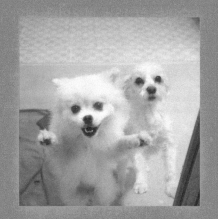

반려동물의 입양에 대해 살펴보고 이해한다.

반려동물을 입양 또는 분양을 받기 전에 모든 가족 구성원이 동의하고 충분히 생각해야 한다. 개와 고양이의 수명은 약 15년 정도이다. 살아가면서 질병도 걸릴 수 있다. 생활패턴이나 환경이 바뀌어도 오랜 기간 동안 책임지고 잘 돌보아 줄 수 있는지 점검한다. 매일 산책을 시켜주거나 함께 있어줄 수 있는 시간이 충분한지 검토한다. 개는 물론이고 고양이도 혼자 있으면 외로워하는 사회적 동물이다.

식비, 건강 검진 비용, 예방접종과 치료비 등 관리비용을 충당할 수 있을 정도의 경제적 여유를 갖고 있는지 점검한다. 동물의 소음인 짖는 소리, 울음소리, 그리고 배변으로 인한 냄새, 털 빠짐 등의 상황이 일어난다. 또한 물거나 할퀼 수도 있으며 다양한 문제행동을 보일 수도 있다. 입양 또는 분양받기 전에 반드시 가족 구성원 모두 알레르기 유무를 확인해야 한다.

동물보호센터는 분실 또는 유기된 반려동물이 소유자와 소유자를 위해 반려동물의 사육 · 관리 또는 보호에 종사하는 사람에게 안전하게 반환될 수 있도록 지방자치단체가 설치 · 운영하거나 지방자치단체로부터 보호를 위탁받은 시설에서 운영하는 동물보호시설을 말한다.

공공장소에서 구조된 후 일정기간이 지나도 소유자를 알 수 없는 반려동물은 그 소유권이 관할 지방자치단체로 이전되므로 일반인이 입양할 수 있다. 동물보호센터에서 반려동물을 입양하려면 해당 지방자치단체의 조례에서 정하는 일정한 자격요건을 갖추어야 한다.

반려동물인 개, 고양이, 토끼, 페럿, 기니피그, 햄스터를 구입하여 판매, 알선 또는 중개하는 영업을 동물 판매업이라고 하는데 이를 통해서도 구매가 가능하다. 동물판매업소에서 반려동물을 분양받을 때는 사후에 문제가 발생할 것을 대비해 계약서를 받는 것이 좋으며, 특히 반려견을 분양받을 때는 그 동물판매업소가 동물판매업 등록이 되어 있는 곳인지 확인하는 것도 중요하다.

나 홀로 가구가 증가하면서 외로움을 달래주는 반려동물을 키우는 사람도 급격히 늘고 있다. 또한 많은 반려동물들이 버려지고 있다. 반려동물이 버려지는 이유는 다양한데 사전 입양 교육 없이 충동적으로 동물을 입양했다가 짖거나 무는 등의 행동이 교정되지 않는다는 이유로 파양하거나 유기하는 경우가 대표적이다. 의료비 등 양육비가 생각보다 많이 나간다는 이유로 유기되는 경우도 적지 않다.

반려동물을 기를 예정이거나 관심이 있으면, 반려인의 성향, 상황 그리고 반려동물의 성향에 따라 반려동물을 선택하는 것이 중요하다. 마당이 있는 주거공간이 있다면 개가 좋고, 그렇지 않다면 고양이가 좋다. 개는 공동주택의 경우 소음으로 인해 주변에 피해를 줄 수도 있고 마당이 있는 주거공간이 아니라면 배변 훈련도 필수이다.

함께 오랜 시간 있을 수 있다면 개가 낫고, 그렇지 않다면 고양이가 좋다. 집에 혼자 있는 시간이 긴 개들은 스트레스와 우울함을 느낄 수 있다. 따라서 자신이 배변 훈련, 사회화 훈련 등 개와 함께 시간을 보내줄 수 있는지 생각해야 하는 반면 고양이는 개보다 독립적인 편이라 외로움을 많이 타지 않는 장점이 있다. 또 배변 훈련이 따로 필요 없고 냄새도 잘 나지 않아 개와 달리 목욕을 자주 시켜주지 않아도 된다.

털 빠짐에 민감하다면 개가 좋고, 그렇지 않다면 고양이를 고려해보는 게 좋다. 고양이는 개보다 털 빠짐이 훨씬 심한 동물인데다가 개와 달리 털끝이 뾰족한 형태를 하고 있어 옷이나 이불 등의 섬유에 한 번 박히면 단순히 터는 것만으로는 털이 쉽게 제거되지 않는다.

이 밖에도 키우려는 반려동물의 장단점을 세심하게 살펴보고 고민해 어울리는 반려동물을 찾아야 한다. 먼저 유기견, 유기묘 보호센터 등에서 최소 6개월 정도 봉사활동을 해보면서 반려동물을 키워도 되는지 심사숙고한 후 입양을 결정하는 것도 방법이다. 갈 곳 잃은 반려동물과 함께 잠시 동안 지내며 돌보는 임시보호도 좋다.

다만 임시보호의 경우에도 책임감은 꼭 가져야 한다. 잠시 머무르다 떠난다고 생각하기보다 좋은 가정에 입양되기 전까지 맡아서 책임진다고 생각해야 한다.

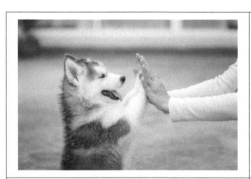

반려동물 입양

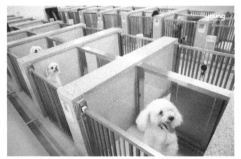

유기견 보호센터

입양 전 진지하게 점검해야 할 체크리스트

• 반려동물을 맞이할 환경적 준비, 마음의 각오는 되어 있는지?

• 개, 고양이는 10~15년 이상 삽니다. 결혼, 임신, 유학, 이사 등으로 가정환경이 바뀌어도 한번 인연을 맺은 동물은 끝까지 책임지고 보살피겠다는 결심이 섰는지?

• 모든 가족과의 합의는 되어 있는지?

• 반려동물을 기른 경험이 있는지? 내 동물을 위해 공부할 각오가 되어 있는지?

• 아플 때 적절한 치료를 해주고, 중성화수술 즉 불임수술을 실천할 생각인지?

• 입양으로 인한 경제적 부담을 짊어질 의사와 능력이 있는지?

• 우리 집에서 키우는 다른 동물과 잘 어울릴 수 있을지?

• 입양 시 일부 경비가 청구될 수 있습니다.

• 시·군·구청에서 보호하고 있는 유기동물 중 공고한 지 10일이 지나도 주인이 나타나지 않는 경우 일반인에게 분양할 수 있습니다.

• 미성년자에게는 반려동물을 분양하지 않습니다. 분양을 원하는 미성년자는 부모님의 허락을 얻어 반드시 부모님과 함께 방문해야 합니다.

• 보여지는 예쁜 모습 뒤에는 한 생명에 대한 책임, 먹고 자고 배설하고 함께 살아가기 위한 기본훈련부터 여러 가지 해야 할 일이 있다. 미리 알아 보고 충분한 고민과 준비를 해야 한다.

반려동물을 또 하나의 가족처럼 여긴다는 '펫팸'(Pet+Family)이라는 말이 일반화할 정도로 반려동물을 키우는 사람은 꾸준히 늘고 있다.

반려동물 관련 산업도 확대 추세이다. 하지만 이 같은 변화 뒤에는 많은 반려동물들이 파양되고 길거리에 버려지는 어두운 그늘도 함께 드리워지고 있다.

반려동물이 버려지는 이유는 다양하다. 가장 대표적인 것이 충동적으로 동물을 양육하는 경우다. 처음에는 귀엽고 예쁜 모습에 반해 입양을 하지만 병원비 등 양육비가 많아지거나 소음·배변·물림 등 문제 행동이 나타나면서 버리거나 학대하는 일이 많아진다.

사전 준비나 교육 없이 반려동물을 입양하는 것이 문제다.

반려동물을 입양하면 삶이 변하는 이유는 다음과 같다.

반려동물을 입양하여 집에서 키우는 일에는 책임감이 따른다. 새로운 친구는 자동으로 가족의 구성원이 되며, 반려동물의 먹이, 집, 건강과 같은 기본적인 것들을 채워주어야 한다.

동물은 물건이 아니며 권리를 지니는 생명이다. 그리고 우리는 동물 권을 지켜주어야 한다. 유기동물을 입양함으로써 동물에게 새로운 기회를 줄 수 있다. 입양하는 반려동물은 새로운 삶의 기회를 얻고 그 보답으로 늘 고마움을 표시한다.

보호소의 동물들은 병에 걸렸거나, 화가 났거나, 슬프거나, 성격이 나쁜 동물들이 아니다. 그리고 시설에서는 동물들이 새로운 가정적인 삶에 적응할 수 있도록 재활을 돕는다. 대부분의 경우는 단지 약간의 사랑과 관심이 필요한 동물들일 뿐이다.

보통 생각하는 것과는 반대로, 잡종이 순종보다 훨씬 더 장점이 많다. 자연에서 그러하듯, 종이 섞이면서 새로운 세대는 더 건강하고 유전병에 더 강하게 된다. 이러한 이유로 잡종의 기대수명이 더 긴 것이다.

개나 고양이 순종을 기르는 일은 흥미롭다. 그럼으로써 해당 종이 보이는 특징을 모두 즐길 수 있기 때문이다. 그러나 잡종은 우리를 더 행복하게 만들고 다른 반려동물 주인들과는 달리 차별화가 되기도 한다. 잡종은 세상에 둘도 없는 단 하나이기 때문이다.

경제적인 부분도 또 다른 장점이다. 순종을 데려오는 것에 비교했을 때 잡종을 입양하는 비용이 훨씬 덜 들기 때문이다.

집에 반려동물이 있으면 이점이 있다.

- 개와 함께 걷거나 집에 개를 키우는 일은 강도, 협박, 범죄의 희생자가 되는 등의 일로부터 든든한 보호가 된다.

- 반려동물을 키우는 사람은 저혈압을 앓지 않는 경우가 많다.

- 반려동물을 키우는 사람은 콜레스테롤과 트라이글리세라이드 지수가 낮게 나타나는 경향이 있다.

- 아이의 경우, 반려동물 특히 반려견의 존재는 부모의 죽음이나 질병을 더 잘 견디도록 돕는다.

- 사회성 결여, 자폐증, 다운증후군 등을 앓는 아이들에게 반려동물은 자존감을 높여준다. 또 인식능력의 발달을 돕는다.

- 아이가 병원에서 검사를 받는 동안 개가 있으면 스트레스가 줄어든다.

- 반려동물을 키우는 사람들이 신체, 정신 건강의 문제를 덜 겪는다. 예를 들어, 반려동물이 있으면 심장 발작 사망률이 약 3%로 감소한다.

- 반려동물은 사람이 다른 사람에게 보이는 것보다 더 큰 지지와 응원을 보인다.

- 노인들에게 반려동물과 사는 것은 사회적, 언어적 상호 작용을 늘려준다.

- 반려동물을 키우면 반려동물과 놀아주거나 산책하러 나감으로써 하는 신체 활동 덕분에 더 좋은 몸 상태를 지니게 된다. 또한, 하루의 스트레스를 날려버리는 효과적인 방법이기도 하다.

- 반려동물을 키우는 많은 가정이 반려동물 입양 후 가정행복이 증가했다.

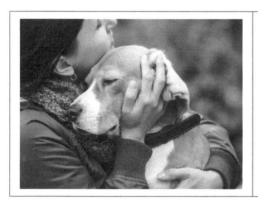 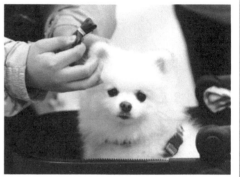

반려동물의 입양과 책임

과거 반려동물 문화가 정착되기 전, 애완동물 개념이 도입된 초기에는 어린 동물의 사망률이 높았다. 그러나 최근 애완동물은 가족과 같은 동반자의 역할을 하는 반려동물로 받아들여지고 있으며 평균 수명도 크게 늘어난 상황이다.

오늘날 반려동물은 가족의 일원으로 받아들여지고 있다. 반려동물의 입양을 결정하기 전에 품종의 성격이나, 적합한 성별을 선택하여야 한다. 또한 주거 여건에 대한 고려도 필요하다. 아파트와 같은 공동주택의 경우에 실내에서 사육에 적합한 조용한 성격의 소형견이나 고양이가 적합하다. 반면 마당이 있는 주택에 거주하면서 외부에서 사육을 선호하는 경우에 함께 산책이나 다양한 활동을 함께 할 수 있는 중형 견 품종이 적합할 수 있다.

반려동물을 입양하고 함께 생활하는 것은 새로운 가족을 받아들이는 일이라 할 수 있다. 일단 입양을 결정하여 반려동물을 키우게 되면 수명을 다하는 날까지 가족의 일원으로 정을 주고 복지를 충족할 수 있도록 지원을 아끼지 말아야 할 것이다.

또한 반려동물의 노령화에 따라 당뇨와 암과 같은 다양한 질병이 발생할 수 있어 적절한 예방과 관리 및 수의학적 지원을 받을 수 있도록 배려해주어야 한다. 가족과 같은 반려동물이 수명을 다할 경우, 이에 대한 이해와 적절한 돌봄이 이루어져야 한다.

최근에는 반려동물 입양의 새로운 문화로, 버려진 유기견과 고양이를 입양하는 가정이 늘어나고 있다. 버려진 동물을 돌보는 봉사활동은 참여 봉사자들의 정신건강 향상에 도움을 줄 수 있다. 버려진 동물을 입양하여 얻을 수 있는 가장 분명한 결과는 한 개인이 생명이 있는 다른 개체를 도울 수 있는 기회를 제공하는 것이다.

유기 동물을 입양하여 도움을 주는 사람은 입양된 동물에게 도움을 주는 행위로 기쁨을 느끼게 되고 정신건강이 향상되는 결과를 가져올 수 있다.도움을 줄 수 있는 사람은 정신적으로 건강한 사람이다.

환자인 사람이 다른 생명이 있는 동물들을 돌보며 도움을 주도록 하는 방법은 환자인 사람의 치료에도 도움을 준다. 다른 사람이나 동물에게 도움을 제공하는 활동에 참여한 사람은 도움의 제공자로서 기분이 좋아지며, 본인이 보다 필요한 존재라는 자존감을 가지게 될 수 있다.

도움을 주는 행위는 자존감이 없는 사람에게는 어려운 일이 될 수 있는데, 이러한 경우에 일반적으로 사람보다는 동물에게 도움을 주는 행위를 보다 쉽게 할 수 있다. 불쌍하게 비려진 동물을 돌보는 유기 동물 입양 및 돌보기 활동에 참여하면서 우리는 값진 보상을 받을 수 있다.

행복감은 돈으로 살 수 없으나, 유기 동물 입양과 돌보기 활동을 통하여 정신건강 향상 효과를 얻고 나아가 마음 치유라는 선물을 덤으로 얻을 수도 있다. 반려동물의 입양 방법의 하나로서 유기 동물에 대한 관심과 애정이 있다.

12

반려동물의 장례 및 복지

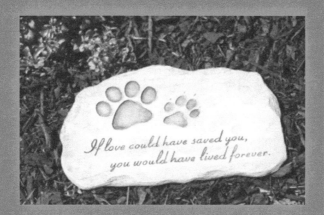

반려동물의 장례 및 복지에 대해 살펴보고 이해한다.

반려동물 장례 업체가 죽은 반려동물뿐만 아니라 살아 있는 동물도 안락사한 후 화장·장례 절차를 밟아준다. 반려동물 주인을 대신해 동물을 처리해 주는 셈이다. 업체의 장례 절차는 사람의 장례와 유사하다.

고객이 반려동물의 장례 서비스를 신청하면 업체는 날짜를 정해 추모식을 진행, 필요에 따라 염습·수의·입관 등을 진행한다. 이후 화장한 후 유골을 수습하는 식이다. 이 과정에서 업체는 살아 있는 동물도 장례 대상으로 삼고 있다. 전국에 정식 허가를 받아 영업 중인 장묘업체는 여러 곳이 있다.

반려동물이 동물 병원에서 죽은 경우, 의료 폐기물로 분류되어 동물 병원에서 자체적으로 처리되거나 폐기물 처리업자 또는 폐기물 처리시설 설치·운영자 등에게 위탁해서 처리된다.

반려동물이 동물 병원 외의 장소에서 죽은 경우에는 생활 폐기물로 분류되어 해당 지방자치단체의 조례에서 정하는 바에 따라 생활 쓰레기봉투 등에 넣어 배출하면 생활 폐기물 처리업자가 처리하게 된다.

반려동물이 동물 병원에서 죽은 경우에는 동물 병원에서 처리될 수 있는데, 소유자가 원하면 반려동물의 사체를 인도받아 동물 장묘 업 등록을 한 자가 설치 · 운영하는 동물장묘 시설에서 화장할 수 있다. 반려동물이 동물 병원 외의 장소에서 죽은 경우에는 소유자는 동물 장묘업의 등록을 한 자가 설치 · 운영하는 동물장묘시설에 위탁해 화장할 수 있다.

반려동물의 장례와 납골도 동물 장묘업의 등록을 한 자가 설치 · 운영하는 동물 장묘시설에 위임할 수 있다. '동물 장묘업자'란 동물전용의 장례식장 · 화장장 또는 납골시설을 설치 · 운영하는 자를 말한다.

동물을 택배로 보내는 인터넷 분양, 휴가철마다 생기는 유기 견, 고속도로에 버려진 개, 차에 묶여서 끌려가는 개 등 우리나라에서는 동물에 대한 사람들의 잘못된 많은 문제들을 찾아볼 수 있다.

스웨덴 사람들은 반려동물뿐만 아니라 동물의 권리를 중요하게 생각한다. 독일 사람들은 한국에 와서 수산시장에서 바로 회를 먹는 장면과 고양이들을 만질 수 있는 반려견 카페에 놀란다. 살아있는 물고기를 전시하고 바로 회를 뜨는 것 혹은 고양이들을 카페에서 기르는 것이 독일에 있다면, 동물 애호가들이 바로 찾아와서 제재를 가하기 때문에 독일에서는 불가능한 일이다. 독일 뿐 아니라 스웨덴도 마찬가지이다.

반려동물을 키우는 인구가 늘고 있는 가운데 반려동물 장례문화가 급속도로 확산되고 있다. 반려동물 장례는 사람의 경우처럼 3일장, 5일장을 지내지 않지만 그 외의 절차는 별반 다르지 않다. 반려동물 장례는 반려동물 장례 지도 사에 의뢰해 치르는 것이 보편적이다.

동물보호에 대한 국민의식조사 결과에 따르면 반려 인을 대상으로 '반려동물이 죽음을 겪게 된다면 어떻게 할 것인지'에 대한 물음에 '장례 서비스를 이용 하겠다' ⋯ '주거지 혹은 야산에 매립하겠다' ⋯ '동물병원에서 감염성 폐기물로 처리 하겠다' ⋯ '쓰레기봉투에 담아 처리 하겠다' 순으로 나타났다.

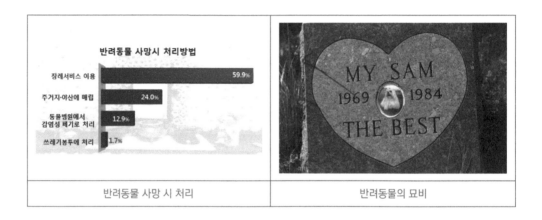

| 반려동물 사망 시 처리 | 반려동물의 묘비 |

반려동물 장례문화가 확산될 경우 상조, 보험 등 다른 파생산업 또한 늘어날 전망이다.

우리나라보다 반려동물 문화가 더 발달 돼 있는 일본의 경우 반려동물 보험, 반려동물 상조 문화가 형성돼 있다. 심지어 주인이 반려동물 보다 먼저 세상을 떠날 것을 대비한 반려동물 케어 보험도 존재한다.

반려동물 장례 업체는 폐기물 시설이라는 인식이 크기 때문에 지역 주민의 반대도 무척 심하고, 지자체의 승인을 받는 것도 무척 어렵다. 화장한 재속의 탄소를 인공 다이아몬드로 바꾸는 등의 아이디어를 착안해 반려동물의 사체로 보석을 만드는 업체들이 생기긴 했으나, 그 수가 매우 적다.

미국의 경우 가정의 70% 정도가 반려동물을 한 마리 이상 키우고 있다. 1970년대 애완동물 묘지 문화의 활성화를 위해 국제 애완동물 묘지 협회 단체가 구성되었다. 협회에서는 매년 9월 두 번째 일요일은 애완동물의 추모의 날로 정하고 있으며 사람 장례에 준하는 의식 및 묘지에 비석 세우기 등의 장례 문화가 보편화되어 있다.

최근에는 반려동물을 정교한 기술을 동원하여 미라를 제작하는 것이 인기를 끌고 있다. 보다 나은 반려동물 문화 환경을 조성하기 위해 미국은 제도적 보완을 계속 진행하고 있으며 반려동물과의 사별 이후에 정신적 충격을 완화시키는 다양한 프로그램까지 마련되어 있다.

독일의 경우 약 2천만 마리의 반려동물이 있다. 이에 따라, 매년 14만 마리의 고양이와 개가 폐사하고 있는 만큼 독일은 전국적으로 120개의 동물 묘지가 있고, 전국적으로 180명의 장의사가 활동하고 있다.

동물 장의사는 정해진 직업훈련이나 자격은 없으며, 죽은 동물 운송 및 매장을 위해서는 관청의 허가가 필요하다. 장의사는 죽은 동물을 데리고 오고, 화장 또는 관에 넣는 일을 하며 묘지를 바로 연결해주기도 하는 등 사람의 장례 문화와 아주 흡사하게 진행하고 있다.

우리나라의 경우 반려동물을 키우는 가구 수는 매년 늘고 있으나 사체 처리 방법이나 대안이 없는 것이 현실이다. 높은 비용도 부담스럽지만, 까다로운 절차로 인해 주저할 수밖에 없다.

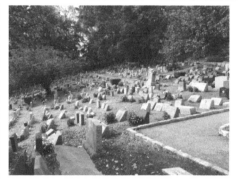

미국 반려동물 공동묘지

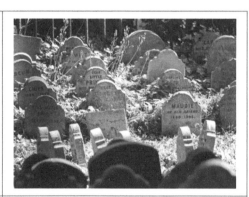

영국런던 반려동물 묘지

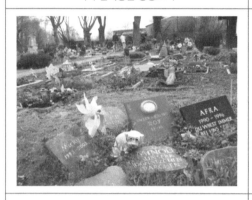

독일 동물 묘지

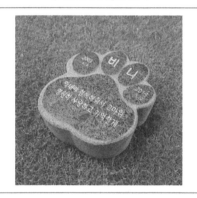

우리나라 반려동물 묘비

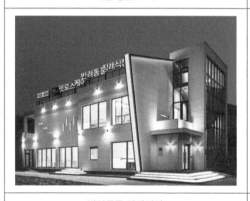

반려동물 장례식장

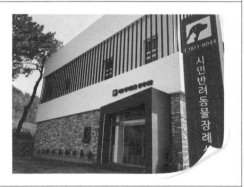

시민 반려동물 장례식장

동물 복지와 반려동물의 권리에 대해서는 사람마다 다른 의견을 가지고 있다. 모두를 만족시키는 동물복지를 말하기는 어렵다. 스웨덴은 동물이 사람과 동일한 감각을 가진 존재로 인지한다.

강력한 규제의 동물보호법이 있는 미국의 동물복지를 보면, 미국에서 거리를 걸으면 반려동물과 주인이 산책하는 모습을 자주 볼 수 있다. 공원뿐만 아니라 식당, 가게에서도 반려동물과 함께 있는 모습을 볼 수 있다.

미국 동물보호법은 강력한 규제로 되어 있어서, 미국에서는 동물학대에 대해 세계 최고수준의 처벌사례를 살펴볼 수 있다.

미국에서 개 한 마리가 옆집 고양이를 물어 죽인 사건이 있었다. 미국의 경우, 상상을 초월하는 판결이 나왔다. 바로 고양이를 물어 죽인 개의 주인에게 4만 5천 달러를 배상하라고 판결이 나왔다. 판결의 내용을 보면, 개 주인의 관리 소홀로 죽은 고양이의 몸값으로 3만 달러와 고양이 주인의 정신적 피해 배상금으로 1만 5천 달러를 지불하라는 판결이 나왔다.

이 경우 본래 고양이의 가격이 450달러 정도인 것을 고려하면 고양이를 물어 죽인 개의 주인에게 4만 5천 달러를 배상하라고 판결이 상상을 초월하는 판결이었음을 알 수 있다.

게다가 3주간 복역하고 다시 3개월간 가택연금을 받았다. 이처럼 동물을 하나의 존귀한 생명으로 보아 동물 복지를 실천하는 미국 동물복지의 중요성을 알 수 있다.

유럽의 경우 반려동물에 대한 오랜 역사를 가지고 있는 만큼 관련 법령 정비, 국민의식 수준 향상 등으로 유기동물에 대한 문제를 최대한 인도적으로 처리하고 있다.

영국은 독일과 함께 200년이라는 가장 오래된 동물보호 역사를 가진 나라이다. 영국 정부는 강력한 법 제정과 함께 동물 학대에 대한 집행, 동물보호소에 대한 운영을 '역량 있는 동물보호단체'에 일임하고 있다.

영국에는 2,000여개의 동물보호단체가 있는데 대부분의 운영비는 후원금으로 충당된다. 보호단체에서는 체계적이고 인도적인 관리가 이루어지고 있으며 높은 입양율을 보인다.

영국과 함께 가장 오래된 동물보호 역사를 가진 나라인 독일은 영국과 마찬가지로 정부에서는 동물보호법 등 강력한 법을 제정하며, 유기동물 관련 업무는 동물보호단체가 일임 받아 활동한다. 보호단체에게 힘을 실어주는 구조이다.

미국의 경우 반려동물 역사가 100년 가까이 되며 위험한 개에 대한 기준, 공공장소에서의 기준 등 각 주마다 동물에 대한 조례가 만들어져 있다. 동물 보호소는 주마다 운영체계가 다르며 주에서 직접 운영하는 곳도 있지만 대부분 민간 동물보호단체에서 운영하고 있다. 큰 동물보호단체가 각 지부 별로 운영 하는 곳도 있고 군소 동물보호단체에 의한 운영도 있다.

대만은 우리나라보다 반려동물에 대한 역사가 20년 정도 빠르다. 대만은 우리나라처럼 개식용 문화가 만연된 나라였는데 2000년대 초반 동물보호단체의 지속적인 요구와 정부의 강력한 규제로 개식용을 법으로 금지하였다.

반려동물 역사가 긴 유럽에서는 동물보호소 운영을 민간에서 전담하고 있고 미국에서는 민간, 시 직영의 두 가지 형태를 가지고 있다. 대만, 일본, 싱가포르 등 아시아권 나라에서는 시 직영 형태를 띠고 있다.

동물을 학대하는 것은 잘못된 것이다. 동물 복지(animal welfare)의 철학은 인간의 책임 하에 동물을 인간적으로 돌볼 의무가 있다고 말한다.

독일은 선진적인 반려동물 문화로 유명한 국가다. 1990년 민법에 "동물은 물건이 아니다"라는 조문을 추가했고, 2002년에는 동물을 보호해야 한다는 의무를 기본법에 명시했다. 독일인들은 동물을 인간과 마찬가지로 같은 '생명'으로 바라보고, 이들에게 제3의 법적지위를 부여했다.

독일에서 동물을 가족으로 맞이하려면 가장 먼저 '티어하임'에 가야 한다. 동물보호소를 일컫는 티어하임은 '동물(Tier)의 집(Heim)'이라는 뜻으로, 독일 전역에 520여 개가 흩어져 있다. 그 이름에 걸맞게 개, 고양이, 토끼, 거북이, 말, 양, 새 등 다양한 종의 동물이 모여 있는데, 절반 이상이 주인이 사망했거나 이사해서 입소한 경우이고 나머지는 열악한 환경에서 구조된 경우다.

이들 중 90% 이상이 새로운 가족을 만난다. 개인 간 동물 매매가 금지되어 있고, 통상적으로 동물 분양이 주로 티어하임을 통해서만 이루어지는 까닭이다.

티어하임은 기본적으로 노킬(No-kill) 정책을 펼친다. 일정 시간이 지나면 입소한 유기동물을 대거 안락사 시키는 국내 지자체 동물보호소와는 다르게, 티어하임은 동물이 새 가족을 찾지 못하더라도 평생 보호하는 것을 원칙으로 한다. 동물들은 이곳에서 건강관리와 함께 교정훈련을 받으며 재사회화 과정을 거치게 되고, 자원봉사자와 매일 산책하면서 사회성을 회복한다.

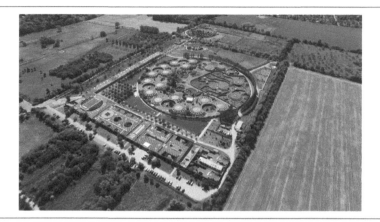

동물 친구를 만나는 첫 장소, 독일 티어하임(Tierheim)

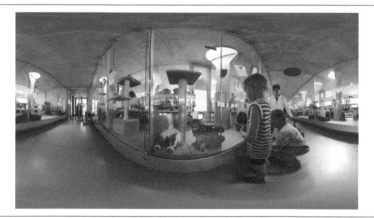

독일 티어하임(Tierheim) 내부 전경

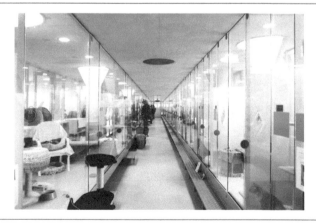

독일 티어하임(Tierheim) 내부 모습

동물이 인간과 같이 살아갈 수 있도록 충분한 시간과 기회를 제공하는 것이다. 각 지역의 티어하임은 동물의 종류와 크기에 따라 적합한 보금자리를 만들어주고자 매우 노력한다. 유럽 최대의 동물보호 시설로 손꼽히는 '베를린 티어하임'은 연간 1만 5천여 마리의 동물을 직원 140명, 자원봉사자 600명, 수의사와 간호사 20명이 돌보고 관리한다.

각 동물에게 적합한 방식으로 쾌적한 공간을 제공하는데, 사회성이 뛰어난 개들을 위해서는 서로를 인지할 수 있게 투명 유리벽으로 만든 독방 식 견사를 배치하고, 자유로이 실내외를 넘나들 수 있게 한다. 한편 고양이와 길고양이를 위해서는 각각 자연광이 잘 들고 캣 타워가 놓인 방과 자유롭게 무리 지어 살 수 있는 풀숲을 따로 제공한다.

동물을 위해 널찍한 환경을 조성할 수 있는 것은 동물 케이지의 최소 면적을 법적으로 지정하고 있기 때문이다. 채광, 환기, 난방설비 등에도 까다로운 기준이 정해져 있다.

이러한 티어하임은 보통 민간에 의해 운영된다. 연간 시설유지비가 회원 비, 기업과 시민들의 후원금, 상속 및 증여금만으로 충당되는 경우와 지자체로부터 1/3 가량 지원받는 경우로 나뉜다. 베를린 티어하임의 경우 15만 명 이상의 회원을 가진 덕분에 한화 100억 원에 해당하는 연간 유지비를 국가 지원금 없이도 해결하며, 이에 따라 정부 눈치를 보지 않고 동물 복지 증진에 관해 목소리를 높인다.

티어하임이 엄격한 기준을 통해 관리되는 만큼 입양을 희망하는 이들에게도 역시 만만치 않은 절차가 있다. 주별로 방침이 조금씩 다르지만, 대체로 일정 간격을 두고 두세 번의 방문은 필수다. 입양을 원하는 이들은 케이지마다 달린 표시판에서 동물의 나이, 성장배경, 성격, 행동 패턴 등을 확인할 수 있고, 직접 한 두 시간 동안 함께 산책해 볼 수도 있다.

관리자는 상담을 통해 입양 가족의 생활양식에 맞는 동물을 추천해주는 한편, 여러 질문을 던지며 이들이 정말 동물을 기를 수 있을지 적합성을 심사한다.

가령 가족 인원, 전 구성원의 동의 여부, 집 면적, 한 달 수입, 집 주인의 동의 여부, 집과 인근 공원과의 거리, 하루 집에 머무는 시간, 산책 가능 시수, 거주지의 층수 혹은 엘리베이터의 유무 등이 포함된다. 추후 직접 가정 방문을 통해 심사를 진행하는 경우도 많다.

전체 과정이 길게는 한 달 넘게 진행되는 경우도 있는데, '가족'을 찾는 중요한 일인 만큼 티어하임과 입양희망자 모두 신중하게 처리해야 한다는 생각이다.

돈을 지불하기만 하면 얼마든지 취향에 따라 동물을 데려갈 수 있고, 또 항상 좀 더 어린 동물을 선호하는 우리나라에선 가히 생각지 못할 일이다.

이로써 어렵사리 맞는 동물을 찾았다면, 보호과금(Schutzgebuhr)을 내고 집에 데려올 수 있다. 종류에 따라 다르지만, 한화 15만 원~75만 원 선이다. 그리고 시에 동물을 등록하는 과정을 거친다. 특히 개의 경우 매년 13만 원 이상의 반려견 세금(Hundesteuer)이 부과되는데, 이는 동물 복지를 위한 예산으로 활용된다. 또 불필요한 발병 및 사고와 원활한 제도 운용을 위해 반려견 건강 보험 가입과 중성화 수술 역시 필요하다.

동물을 가족으로 맞이한 이들은 일상 속에서 새로운 질서를 연습해야 한다. 특히 개를 데려온 경우, 독일인은 기본적으로 산책을 하루에 3번은 해야 한다. 이를 통해 반려견은 활동적인 생활을 할 수 있는 것은 물론 자연스럽게 실외에서 용변을 보는 습관을 들인다.

한국에서 개를 키우는 집에 꼭 필요한 배변 판은 독일에서 오직 아픈 동물을 위한 비품일 뿐이다.

산책은 공원 외에도 카페, 레스토랑을 포함해 다양한 상점과 건물로 이어질 수 있는데, 반려동물을 반기는 곳이 많기 때문이다. 장을 보는 경우 보통 가게 앞에 개를 매어 놓고 다녀와야 하지만 납치 혹은 폭행을 걱정할 필요가 없다. 또, 담당자에게 허락을 맡으면 직장과 학교에도 개를 데려갈 수 있다.

그러지 못하는 1인 가정의 경우 드물게 소위 '세컨드 패밀리'라고 불리는 다른 가정이 반려동물을 일정 시간 무보수로 맡아 함께 돌보기도 한다.

반려동물과의 생활을 중단하는 '파양'은 전체 입양 중 겨우 약 2%이다. 반려 가족의 품에서 자연사하는 경우가 전체 입양 약 12%에 그치는 데다 기본적으로 유기동물 입양을 꺼리는 한국의 사정과는 매우 대조적이다.

"독일 사람들은 속으로는 다른 사람을 혐오할지라도 겉으로는 다른 사람을 차별하는 행동을 보이는 경우는 거의 없다. 하지만 반려견 학대나 유기 사실이 드러나면 지역 사회에서 사실상 매장 된다."

반려동물에 대한 책임감 결여에 독일인은 매우 예민하다. 독일 수의국에는 매일 세건 이상 반려견 관련 민원이 접수된다. '옆집 강아지가 이틀 이상 산책을 하지 않았다', '차에 혼자 강아지가 있다', '산책 중 다른 강아지와 어울리지 못하게 한다'는 신고가 들어온다.

반려동물의 죽음을 기리며 사후에 함께 묻히고자 하는 반려 인이 있다. 미국과 일본의 일부 행정구역에서는 반려동물 동반 장묘가 허용됐다.

반려동물을 기르는 사람들은 사람보다 수명이 짧은 반려동물과 언젠가 영원히 이별해야 한다. 일본에선 사후에 반려동물과 함께 묻힐 수 있는 민간 공원묘지가 많아지고 있다.

이들 공원묘지는 "반려동물과 함께 묻힐 수 있다"는 규약을 정했다. 비석에 반려동물의 이름과 사진, 메시지를 새겨 넣을 수 있으며 반려동물의 형태를 딴 묘비 제작도 가능하다. 유골함에 들어 있는 상태라면 어떤 반려동물이든 종에 대한 제약이 없고, 다른 납골당에서 가져온 유골함도 비치할 수 있으며 반려동물의 유골만 먼저 납골할 수도 있다.

물론 동물과 같은 묘지를 쓰는 것이 불쾌한 다른 이용자를 배려해 공원묘지의 일부 구역만 '반려동물 가능 구역'으로 지정한다.

미국에서도 반려동물과 함께 묻히기를 요구하는 움직임이 동물보호단체들을 중심으로 일어났다. 뉴욕 주에서는 반려동물과 사람의 공동매장을 인정하는 조례가 성립됐다.

반려동물과 공동매장을 허락한 일본과 미국의 일부 행정구역을 중심으로 반려동물 친화적 장묘문화가 자리 잡고 있다.

13

반려동물의 법규 및 관련 직업

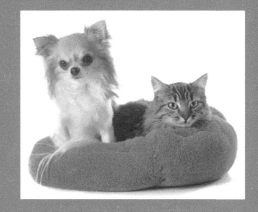

반려동물의 법규 및 관련 직업에 대해 살펴보고 이해한다.

반려동물 관련 법령에는 여러 가지가 있다.

공동주택관리령에 의한 애완동물의 사육에 관한 법령이 있다. 이 법령에 의하면 가축을 사육함으로써 공동주거생활에 피해를 미치는 행위를 금지하고 있다. 일반적으로 공동주택에서 애완동물을 사육할 때 가장 먼저 요구되는 부분은 사육자나 관리자의 자세가 중요시 된다.

애완동물을 사육한다는 것은 각 개인의 권리이지만 이 권리를 누렸을 때는 반드시 의무가 따른다. 훈련을 잘 시켜서 타인에게 위압감을 주거나 소음 등으로 타 입주자에게 피해를 끼치는 행위를 방지하여야 하는 의무를 가지고 있고, 배설물 등에 대한 관리가 필수적이다.

애완동물을 키운다는 행위를 어떠한 형태로든 제한하는 것은 헌법에 보장된 행복추구권을 제한하는 행위이지만, 애완견을 사육함으로써 타인의 행복추구권을 침해하는 구체적인 행위가 발생할 시에는 이에 대한 민, 형사상의 책임을 지어야한다.

일반적으로 관리사무소에서 사육을 금지하는 경우 이러한 경우에는 관련법령에 근거가 없으므로 사육을 제한할 수 없다.

애완동물을 사육하는 집에 관리비, 사용료를 증액하는 경우 이러한 경우에는 일단 공동주택관리령에 규정되어 있는 공동주택관리규약의 내용을 살펴본다. 공동주택관리규약에 근거가 없이는 애완견을 사육한다하여 관리비, 사용료를 증액할 수 없다.

이 규약에 관리비, 사용료의 증액 근거가 있으면 어쩔 수 없이 내야한다. 하지만 최초 입주 시나 개정 시 정당한 절차를 밟았는지에 대해 알아본다.

관리사무소나 입주자 대표회의에서 일반적으로 공동주택관리규약을 개정하여 사육을 제한하는 경우 이러한 경우에는 상위법 공동주택령에 근거가 없어 사육을 제한할 수는 없다.

동물의 소유자 또는 관리자는 동물에게 적합한 사료의 급여와 급수 운동 휴식 및 수면이 보장되도록 노력하여야 한다.

동물의 소유자 또는 관리자는 동물이 질병에 걸리거나 부상당한 경우에는 신속한 치료 기타 필요한 조치를 하여야 한다.

동물의 소유자 또는 관리자는 야생동물을 관리하거나 동물을 다른 동물 우리로 옮긴 경우에는 그 동물이 새로운 환경에 적응하는데 필요한 조치를 하도록 노력하여야 한다.

애완동물의 대중교통 이용수단에 대한 관계법이 있다.

다른 사람에게 위해나 불쾌감을 주는 동물 기타의 물건을 차안으로 반입하는 행위나 차안에서 난폭한 언동으로 다른 사람에게 불안감이나 위압감을 주는 행위를 금지하고 있다.

자동차운수사업법에서 여객자동차안전운행규칙에 의하면 여객이 자동차안으로 가지고 들어올 수 있는 동물은 다른 사람에게 피해를 끼칠 염려가 없는 애완용의 작은 동물과 맹인의 인도 견으로 제한한다. 따라서 버스, 택시 등은 승객에게 위해나 불쾌감을 주지 않는 범위 내에서 애완동물과 함께 대중교통을 이용할 수 있다.

예전 운수사업법에서는 법규 위반 시 운수사업자만 처벌을 받았으나 운수 당사자 즉, 운전기사도 과태료 처벌을 받는다.

지하철공사 여객운송규정에 의하면 "화학, 폭약, 화공품 등 위험 품과 여객에게 위해를 끼칠 염려가 있는 물건 및 사체, 또는 동물 등을 데리고 이용할 수 없다. 다만 동물 중에서 용기에 넣은 소수 량의 조류, 소충 류, 병아리와 시각장애인의 인도를 위해 공인증명서를 소지한 인도 견은 제외한다"고 규정하고 있다.

철도법에서도 화약류 기타 위험발생의 우려가 있거나 객석 또는 통로를 차지할 물건이나 나쁜 냄새 등으로 인하여 동승자에게 불쾌감을 줄 동물, 기타의 물건은 차내에 휴대할 수 없다. 다른 승객에게 위화감이나 불쾌감을 주지 않는 작은 동물인 개, 고양이 등은 동승할 수 있으나 위화감이나 불쾌감을 주는 경우는 동승할 수 없게 되어 있다.

동물보호법은 동물에 대한 학대행위의 방지 등 동물을 적정하게 보호 관리하기 위하여 필요한 사항을 규정함으로써 동물의 생명과 그 안전을 보호하도록 하여, 생명의 존중 등 국민의 정서함양에 이바지함을 목적으로 한다.

누구든지 동물을 합리적인 이유 없이 죽이거나, 잔인하게 죽이거나, 타인에게 혐오감을 주는 방법으로 죽여서는 아니 된다. 누구든지 동물에 대하여 합리적인 이유 없이 고통을 주거나 상해를 입혀서는 아니 된다. 동물의 소유자 또는 관리자는 합리적인 이유 없이 동물을 유기하여서는 아니 된다. 동물을 죽이지 않으면 안 될 경우에는 가능한 한 고통을 주지 아니하는 방법에 의하여야 한다. 거세, 제각, 단 미 등 동물에 대한 외과적 수술을 하는 자는 수의학적 방법에 의하여야 한다. 동물을 교육 학술연구 기타 과학적 목적으로 실험하는 경우에는 가능한 한 고통을 주지 아니하는 방법에 의하여야 한다.

동물보호법은 동물의 생명과 안전을 보호 하고, 동물의 복지를 증진하며 사람과 동물이 함께 더불어 사는 생명존중의 사회를 구현하고자 만들어진 법이다. 동물보호법에는 동물학대 등의 금지가 명시되어 있다. 목을 매다는 등의 잔인한 방법으로 죽이는 행위, 노상 등 공개된 장소에서 죽이거나 같은 종류의 다른 동물이 보는 앞에서 죽이는 행위, 그 밖에 수의학적 처치의 필요, 동물로 인한 사람의 생명·신체·재산의 피해 등 농림수산식품부령이 정하는 정당한 사유 없이 죽이는 행위 등은 금지되어 있다. 또한, 동물에 대하여 학대행위를 하여서는 안 된다.

개가 사람을 물었거나 달려들어 다치게 한 것은 100% 개 주인의 책임이다. 호주나 뉴질랜드 등에서는 개가 사람에게 상해를 입힌 정도에 따라 개는 안락사 시키고 주인도 영원히 개를 키울 자격을 박탈당하는 것은 물론 법적인 처벌을 받는다. 그만큼 개를 키울 때의 주인으로써의 의무와 책임을 묻는다. 우리나라에서도 개가 사람에게 손해를 준 경우에는 원칙적으로 개의 주인 또는 돌보고 있는 사람이 배상 책임을 지운다.

반려동물 관련 직업으로 특이한 것으로는 반려동물 유치원 교원, 반려동물 매개 심리 상담사, 펫 아로마 테라피스트, 반려동물 장례 지도사 등이 있다.

반려동물 유치원의 경우 예절 교육, 숨겨 둔 간식을 찾는 지능 발달 수업이 있다. 일과는 알림장에 메모해 주기도 한다. 교사가 설명하는 일상적인 유치원 풍경이다. 다만 사람이 아닌 반려견이 등원하는 점이 다를 뿐이다.

단순한 놀이터나 기본적인 돌봄을 대행하는 수준을 넘어 '교육 기관'의 성격이 강한 만큼, 반려동물 유치원 교사 역시 반려동물의 행동 심리를 이해하고 사회 적응 훈련, 놀이 지도, 교육 프로그램을 개발하고 운영하는 자질을 갖춰야 한다. 교원이 되면 반려동물 카페를 창업하거나, 가정 방문 교사와 훈련사로도 활동할 수 있다.

반려동물 매개 심리 상담사의 경우도 특별하다. '테라피 독(therapy dog)은 치매·자폐·우울증·스트레스를 치유하는 데 있어 음악 치료나 미술 치료 같은 다른 비 약물 요법보다 훨씬 효과적이다'는 연구 결과가 있다. 이처럼 심리 장애를 가진 사람이 치료 도우미 동물과 상호 작용하며 병을 치유하고 사회 활동을 돕는 직업이 반려동물 매개 심리 상담사이다.

상담사는 치료 대상자의 문제 행동을 파악하고 가장 효과적인 동물을 선택해 치료를 진행한다. 또한 도우미 동물의 수행 능력과 품성을 관리하는 일, 치료 과정에서 동물이 받는 스트레스를 해소하는 것도 상담사의 몫이다. 동물 매개 치료학, 반려동물 행동 심리학, 반려견 품종 학을 공부해야 하고, 인성 향상 교사와 생명 존중 교사, 병원이나 사회 복지 시설, 노인 가정 등을 방문해 상담사로 활동할 수 있다.

반려동물이 사람을 치유하듯 반려동물의 몸과 마음을 치유하고 균형 회복을 돕는 전문가도 있다. 펫 아로마 테라피스트는 자연에서 추출한 천연 에센셜 오일로 반려동물의 피부 질환과 알레르기를 치료하고, 분리불안과 공격성을 케어하며, 비만과 우울증, 트라우마를 치료한다.

치료 행위 외에도 반려동물을 위한 자연 친화적 생활환경을 조성하고 위생을 관리하는 일도 한다. 펫 아로마 테라피스트가 되려면 조향법, 마사지법, 약리학, 동물 행동 심리학 등을 공부해야 하며 자격증을 취득해 개인 공방을 열거나 문화센터와 관공서 등에서 강사로 활동할 수 있다. 입욕제, 샴푸, 귀 청결제, 해충 방지 미스트 같은 천연 아로마 제품을 만들어 파는 것도 가능하다.

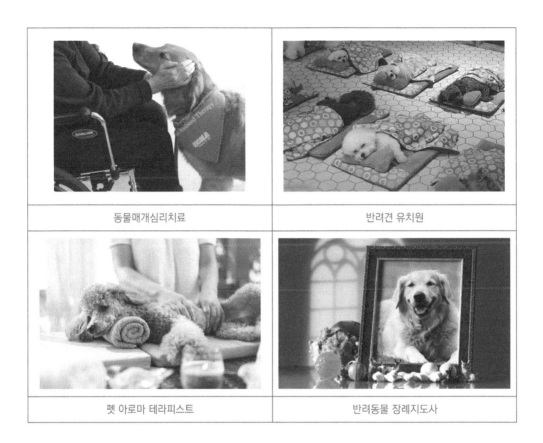

동물매개심리치료	반려견 유치원
펫 아로마 테라피스트	반려동물 장례지도사

반려인들 사이에 핫한 이슈 중 하나가 반려동물 장례식이다. 십 수 년을 함께한 가족이니 최선을 다해 마지막을 배웅하고 싶은 게 당연지사이다. 반려인과 상의해 반려동물의 장례 전반을 설계해 절차를 진행하고, 납골 등의 사후 처리를 대행하는 반려동물 장례 지도사가 있다.

반려동물이 죽은 뒤 우울감과 분노를 느끼는 '펫로스 증후군'에 빠진 이들을 위로하고 슬픔을 극복하도록 돕는 일 역시 장례 지도사의 중요한 역할이다. 동물 복지, 반려동물 해부 생리학, 장례 행정 및 관련 법규를 공부한 뒤, 동물 병원과 협업하거나 숍을 운영 중이면 연계 서비스로 확장 가능하고, 직접 반려동물 장례 시설을 창업할 수도 있다.

애견미용사가 있다. 동물을 아름답게 관리하고 보살피기 위해 강아지, 고양이 등 반려동물에 대한 전문지식과 미용기술로 반려동물의 미용과 청결을 담당하게 된다. 민간협회에서 발행하는 애견미용사자격증 취득 및 현장 실무를 배우기 위해 애견미용 전문학교를 찾는 수험생이 늘어나고 있다.

동물보호보안관이 있다. 동물보호단체 소속으로 동물학대를 예방하고, 동물 구조에 앞장선다. 동물학대 신고를 받고 출동하여 동물을 구조하거나 필요에 따라 보호자에게 맞는 조치를 취하며 상황에 따라 고발 등의 업무를 하기도 한다. 동물관련 업무 담당자와 다양한 사람과 협동하는 일이 많기 때문에 의사소통 및 원만한 대인관계 능력을 갖추면 좋다.

동물 돌봄이 즉 펫 시터가 있다. 반려동물과 신뢰를 구축하여 동물을 돌보고, 먹이를 주며, 훈련시키는 활동 전반의 업무를 담당한다. 동물을 가족처럼 사랑하는 기본적인 마음이 있어야 하며, 꼼꼼하고 인내심이 요구될 수 있다.

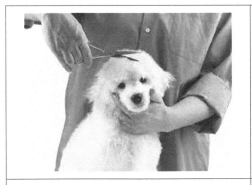

반려동물 미용사

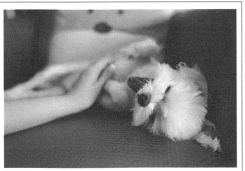

펫 시터
(Pet Sitter)

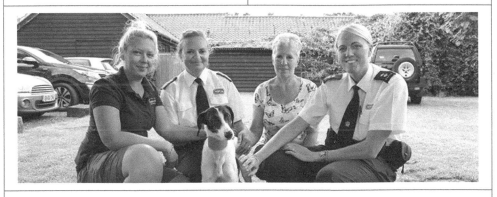

동물보안관

애견훈련사가 있다. 안내견, 군견, 경찰견 등 전문적으로 애견을 훈련시켜, 실생활에 필요한 기술을 가르치고 훈련시키는 업무를 한다. 군견 병의 경우 야간에는 주둔지 경계근무를 하기도 하며, 특성에 따라 정찰 견, 추적 견, 폭발물 탐지견 등으로 분류되어 작전임무를 수행한다.

수의사와 동물보건사가 있다. 반려동물의 질병을 치료하고 예방하는 업무하거나 이에 대한 연구를 한다. 수의사는 동물을 치료하고, 수의테크니션 또는 동물간호사 또는 동물보건사는 수의사를 보조하여 진료, 검사 등을 담당하거나 반려동물의 상태에 따라 반려동물 주인과 소통하는 역할을 한다.

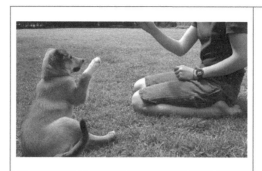	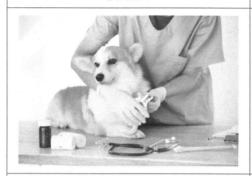
동물훈련사	수의사(Veterinarian)
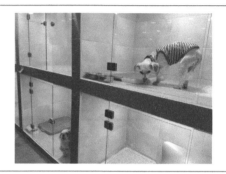	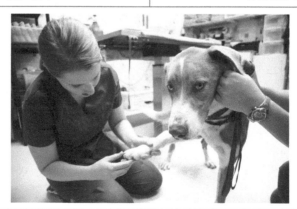
동물보건사	펫 숍 운영자

수의 테크니션

펫 숍 운영자가 있다. 반려동물의 다양한 용품을 판매하거나, 다양한 용품에 대한 기획, 서비스를 제공하는 역할을 한다. 말 못 하는 반려견을 위한 카페인만큼 애견 전용 카페는 청결과 시설의 다양성, 음식의 맛 등 다양한 요소를 까다롭게 따져야 한다. 반려견이 넓은 넓이의 온수 수영장에서 수영하고, 피부와 털에 좋은 탄산 스파를 하고 오리고기 피자까지 먹을 수 있는 곳이다. 신참 반려견이 오면 우선 유리문 안에 넣고 카페의 반려견을 한 마리씩 들여보내 친해지게 한다. 어느 정도 다른 개들과 친해지면 문 밖으로 나갈 수 있다. 입구에서 슬리퍼로 갈아 신어야 하며 사용 후의 슬리퍼는 신발장 한 쪽에 따로 놓아야 하고 손 소독제로 손을 닦아야 하는 등 위생에 철저하다. 하지만 카페의 반려견들은 건강하고, 털도 곱기 그지없다. 공간이 넓고 울타리, 다리 등 구조물이 있어 반려견이 놀기 좋다.

동물 사육사가 있다. 동물의 건상상태를 관찰하고 동물의 먹이급여 및 훈련시키는 업무를 한다. 다양한 동물에 대한 사랑과 관심 그리고 사육사는 체력이 뒷받침되면 유리하다. 동물원, 테마파크, 동물체험관 등 동물사육사의 진출분야는 동물산업과 함께 커가고 있다.

동물 한방 치료, 특수 동물 병원, 반려동물 장례, 애견 유치원 등 보다 전문적이고 세분화된 반려동물 시장이 등장하고 있는 만큼 동물 관련 직업도 더욱 다양해진 것이 사실이다.

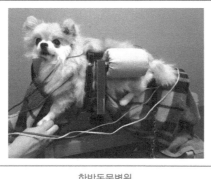	
한방동물병원	동물 사육사
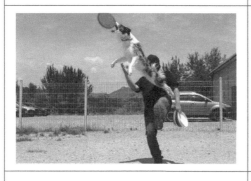	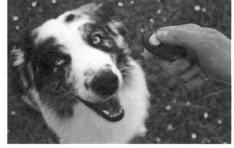
동물 핸들러	클리커 트레이너 (Clicker Trainer)
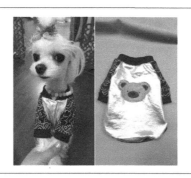	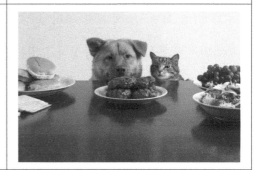
펫 코디네이터 (Pet Coordinator)	펫 푸드 요리사

반려동물 훈련사, 동물 미용사, 수의사, 수의 테크니션, 동물매개 심리상담사, 반려견 지도사, 핸들러, 펫 시터, 특수동물 관리사, 애견 종합관리사, 클리커 트레이너, 펫 코디네이터, 펫푸드 요리사, 브리더, 어질리티 심사위원, 도그쇼 심사위원, 관상어 관리사, 도그 워커, 동물매개 치유사 등 다양한 직업들이 있다.

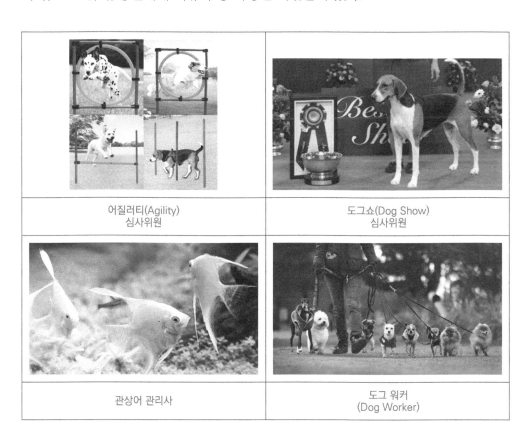

| 어질러티(Agility) 심사위원 | 도그쇼(Dog Show) 심사위원 |
| 관상어 관리사 | 도그 워커 (Dog Worker) |

14

반려동물 관련 법규

반려동물 관련 법규에는 수의사법, 동물보호법 등이 있다.

수의사법

○ 목적

- 이 법은 수의사의 기능과 수의업무에 관하여 필요한 사항을 규정함으로써 동물의 건강증진, 축산업의 발전과 공중위생의 향상에 기여함을 목적으로 한다.

○ 정의

1. "수의사"란 수의업무를 담당하는 사람으로서 농림축산식품부장관의 면허를 받은 사람

2. "동물"이란 소, 말, 돼지, 양, 개, 토끼, 고양이, 조류, 꿀벌, 수생동물, 그

밖에 대통령령으로 정하는 동물

3. "동물진료업"이란 동물을 진료하거나 동물의 질병을 예방하는 업

   - 동물의 사체 검안을 포함

   - "동물보건사"란 동물병원 내에서 수의사의 지도 아래 동물의 간호 또는 진료 보조 업무에 종사하는 사람으로서 농림축산식품부장관의 자격인정을 받은 사람

4. "동물병원"이란 동물진료업을 하는 장소로서 신고를 한 진료기관

○ 직무

- 수의사는 동물의 진료 및 보건과 축산물의 위생 검사에 종사하는 것을 그 직무로 한다.

○ 수의사 면허

- 수의사가 되려는 사람은 수의사 국가시험에 합격한 후 농림축산식품부령으로 정하는 바에 따라 농림축산식품부장관의 면허를 받아야 한다.

○ 수의사 면허 결격사유

1. 「정신건강증진 및 정신질환자 복지서비스 지원에 관한 법률」에 따른 정신질환자

   - 정신건강의학과전문의가 수의사로서 직무를 수행할 수 있다고 인정하는 사람은 예외

2. 피성년후견인 또는 피한정후견인

3. 마약, 대마, 그 밖의 향정신성의약품 중독자.

   - 정신건강의학과전문의가 수의사로서 직무를 수행할 수 있다고 인정하
     는 사람은 예외

4. 「수의사법」, 「가축전염병예방법」, 「축산물위생관리법」, 「동물보호법」,
   「의료법」, 「약사법」, 「식품위생법」 또는 「마약류관리에 관한 법률」을 위
   반하여 금고 이상의 실형을 선고받고 그 집행이 끝나지 아니하거나 면제
   되지 아니한 사람

   - 집행이 끝난 것으로 보는 경우를 포함

○ 수의사 면허의 등록

- 농림축산식품부장관은 면허를 내줄 때에는 면허에 관한 사항을 면허대장에
  등록하고 그 면허증을 발급하여야 한다.

- 면허증은 다른 사람에게 빌려주거나 빌려서는 아니 되며, 이를 알선하여서도
  아니 된다.

- 면허의 등록과 면허증 발급에 필요한 사항은 농림축산식품부령으로 정한다.

○ 수의사 국가시험

- 수의사 국가시험은 매년 농림축산식품부장관이 시행한다.

- 수의사 국가시험은 동물의 진료에 필요한 수의학과 수의사로서 갖추어야 할
  공중위생에 관한 지식 및 기능에 대하여 실시한다.

- 농림축산식품부장관은 수의사 국가시험의 관리를 대통령령으로 정하는 바에
  따라 시험 관리 능력이 있다고 인정되는 관계 전문기관에 맡길 수 있다.

- 수의사 국가시험 실시에 필요한 사항은 대통령령으로 정한다.

○ 수의사 국가시험 응시자격

- 수의사 국가시험에 응시할 수 있는 사람은 수의사 면허 결격사유에 해당하지 않아야 한다.
- 수의사 국가시험에 응시할 수 있는 사람은 다음에 해당하여야 한다.

  1. 수의학을 전공하는 대학을 졸업하고 수의학사 학위를 받은 사람.

     - 6개월 이내에 졸업하여 수의학사 학위를 받을 사람을 포함한다.

     - 수의학과가 설치된 대학의 수의학과를 포함한다.

     - 6개월 이내에 졸업하여 수의학사 학위를 받을 사람이 해당 기간에 수의학사 학위를 받지 못하면 처음부터 응시자격이 없는 것으로 본다.

  2. 외국에서 농림축산식품부장관이 정하여 고시하는 인정기준에 해당하는 학교를 졸업하고 그 국가의 수의사 면허를 받은 사람

○ 수험자의 부정행위

- 부정한 방법으로 수의사 국가시험에 응시한 사람 또는 수의사 국가시험에서 부정행위를 한 사람에 대하여는 그 시험을 정지시키거나 그 합격을 무효로 한다.
- 시험이 정지되거나 합격이 무효가 된 사람은 그 후 두 번까지는 수의사 국가시험에 응시할 수 없다.

○ **무면허 진료행위의 금지**

- 수의사가 아니면 동물을 진료할 수 없다.

- 「수산생물질병 관리법」에 따라 수산질병관리사 면허를 받은 사람이 같은 법에 따라 수산생물을 진료하는 경우와 그 밖에 대통령령으로 정하는 진료는 예외로 한다.

○ **진료의 거부 금지**

- 동물진료업을 하는 수의사가 동물의 진료를 요구받았을 때에는 정당한 사유 없이 거부하여서는 아니 된다.

○ **진단서**

- 수의사는 자기가 직접 진료하거나 검안하지 아니하고는 진단서, 검안서, 증명서 또는 처방전을 발급하지 못하며, 「약사법」에 따른 동물용 의약품, 즉 처방대상 동물용 의약품을 처방·투약하지 못한다.

- 「전자 서명 법」에 따른 전자서명이 기재된 전자문서 형태로 작성한 처방전을 포함한다.

- 직접 진료하거나 검안한 수의사가 부득이한 사유로 진단서, 검안서 또는 증명서를 발급할 수 없을 때에는 같은 동물병원에 종사하는 다른 수의사가 진료부 등에 의하여 발급할 수 있다.

- 진료 중 폐사한 경우에 발급하는 폐사 진단서는 다른 수의사에게서 발급받을 수 있다.

- 수의사는 직접 진료하거나 검안한 동물에 대한 진단서, 검안서, 증명서 또는

처방전의 발급을 요구받았을 때에는 정당한 사유 없이 이를 거부하여서는 아니 된다.

- 진단서, 검안서, 증명서 또는 처방전의 서식, 기재사항, 그 밖에 필요한 사항은 농림축산식품부령으로 정한다.

- 농림축산식품부장관에게 신고한 축산농장에 상시 고용된 수의사와 「동물원 및 수족관의 관리에 관한 법률」에 따라 등록한 동물원 또는 수족관에 상시 고용된 수의사는 해당 농장, 동물원 또는 수족관의 동물에게 투여할 목적으로 처방대상 동물용 의약품에 대한 처방전을 발급할 수 있다.

- 상시 고용된 수의사의 범위, 신고방법, 처방전 발급 및 보존 방법, 진료부 작성 및 보고, 교육, 준수사항 등 그 밖에 필요한 사항은 농림축산식품부령으로 정한다.

○ **처방대상 동물용 의약품에 대한 처방전의 발급**

- 수의사는 동물에게 처방대상 동물용 의약품을 투약할 필요가 있을 때에는 처방전을 발급하여야 한다.

- 축산농장, 동물원 또는 수족관에 상시 고용된 수의사를 포함한다.

- 수의사는 처방전을 발급할 때에는 수의사처방관리시스템을 통하여 처방전을 발급하여야 한다.

- 전산장애, 출장 진료 그 밖에 대통령령으로 정하는 부득이한 사유로 수의사처방관리시스템을 통하여 처방전을 발급하지 못할 때에는 농림축산식품부령으로 정하는 방법에 따라 처방전을 발급하고 부득이한 사유가 종료된 날부터 3일 이내에 처방전을 수의사처방관리시스템에 등록하여야 한다.

- 수의사는 본인이 직접 처방대상 동물용 의약품을 처방 · 조제 · 투약하는 경

우에는 처방전을 발급하지 아니할 수 있다.

- 이 경우 해당 수의사는 수의사처방관리시스템에 처방대상 동물용 의약품의 명칭, 용법 및 용량 등 농림축산식품부령으로 정하는 사항을 입력하여야 한다.

- 처방전의 서식, 기재사항, 그 밖에 필요한 사항은 농림축산식품부령으로 정한다.

- 처방전을 발급한 수의사는 처방대상 동물용 의약품을 조제하여 판매하는 자가 처방전에 표시된 명칭·용법 및 용량 등에 대하여 문의한 때에는 즉시 이에 응답하여야 한다.

- 다음의 경우에는 그러하지 아니하다.

  1. 응급한 동물을 진료 중인 경우

  2. 동물을 수술 또는 처치 중인 경우

  3. 그 밖에 문의에 응답할 수 없는 정당한 사유가 있는 경우

○ **수의사처방관리시스템의 구축·운영**

- 농림축산식품부장관은 처방대상 동물용 의약품을 효율적으로 관리하기 위하여 수의사처방관리시스템을 구축하여 운영하여야 한다.

- 수의사처방관리시스템의 구축·운영에 필요한 사항은 농림축산식품부령으로 정한다.

○ **진료부 및 검안부**

- 수의사는 진료부나 검안부를 갖추어 두고 진료하거나 검안한 사항을 기록하

고 서명하여야 한다.

- 진료부 또는 검안부의 기재사항, 보존기간 및 보존방법, 그 밖에 필요한 사항
  은 농림축산식품부령으로 정한다.

- 진료부 또는 검안부는 「전자서명법」에 따른 전자서명이 기재된 전자문서로
  작성·보관할 수 있다.

○ 신고

- 수의사는 농림축산식품부령으로 정하는 바에 따라 그 실태와 취업상황 등을
  대한수의사회에 신고하여야 한다.

- 근무지가 변경된 경우를 포함한다.

○ 진료기술의 보호

- 수의사의 진료행위에 대하여는 이 법 또는 다른 법령에 규정된 것을 제외하
  고는 누구든지 간섭하여서는 아니 된다.

○ 기구 등의 우선 공급

- 수의사는 진료행위에 필요한 기구, 약품, 그 밖의 시설 및 재료를 우선적으로
  공급받을 권리를 가진다.

○ 동물병원

- 수의사는 이 법에 따른 동물병원을 개설하지 아니하고는 동물 진료 업을 할
  수 없다.

- 동물병원은 개설할 수 있는 경우

  1. 수의사

  2. 국가 또는 지방자치단체

  3. 동물진료업을 목적으로 설립된 법인

     - "동물진료법인"

  4. 수의학을 전공하는 대학

     - 수의학과가 설치된 대학을 포함한다.

  5. 「민법」이나 특별법에 따라 설립된 비영리법인

     - 동물병원을 개설하려면 농림축산식품부령으로 정하는 바에 따라 특별자치도지사·특별자치시장·시장·군수 또는 자치구의 구청장에게 신고하여야 한다.

     - 특별자치도지사·특별자치시장·시장·군수 또는 자치구의 구청장은 이 법에서 시장, 군수로 통일한다.

     - 신고 사항 중 농림축산식품부령으로 정하는 중요 사항을 변경하려는 경우에도 같다.

     - 시장·군수는 신고를 받은 경우 그 내용을 검토하여 법에 적합하면 신고를 수리하여야 한다.

     - 동물병원의 시설기준은 대통령령으로 정한다.

○ **동물병원의 관리의무**

  - 동물병원 개설자는 자신이 그 동물병원을 관리하여야 한다.

  - 동물병원 개설자가 부득이한 사유로 그 동물병원을 관리할 수 없을 때에는

그 동물병원에 종사하는 수의사 중에서 관리자를 지정하여 관리하게 할 수 있다.

○ 동물 진단용 방사선발생장치의 설치 · 운영

- 동물을 진단하기 위하여 방사선발생장치 즉, 동물 진단용 방사선발생장치를 설치 · 운영하려는 동물병원 개설자는 농림축산식품부령으로 정하는 바에 따라 시장 · 군수에게 신고하여야 한다.

- 시장 · 군수는 그 내용을 검토하여 이 법에 적합하면 신고를 수리하여야 한다.

- 동물병원 개설자는 동물 진단용 방사선발생장치를 설치 · 운영하는 경우에는 다음 사항을 준수하여야 한다.

  1. 농림축산식품부령으로 정하는 바에 따라 안전관리 책임자를 선임할 것

  2. 안전관리 책임자가 그 직무수행에 필요한 사항을 요청하면 동물병원 개설자는 정당한 사유가 없으면 지체 없이 조치할 것

  3. 안전관리 책임자가 안전관리업무를 성실히 수행하지 아니하면 지체 없이 그 직으로부터 해임하고 다른 직원을 안전관리 책임자로 선임할 것

  4. 그 밖에 안전관리에 필요한 사항으로서 농림축산식품부령으로 정하는 사항

- 동물병원 개설자는 동물 진단용 방사선발생장치를 설치한 경우에는 농림축산식품부장관이 지정하는 검사기관 또는 측정기관으로부터 정기적으로 검사와 측정을 받아야 하며, 방사선 관계 종사자에 대한 피폭관리를 하여야 한다.

- 동물 진단용 방사선발생장치의 범위, 신고, 검사, 측정 및 피폭관리 등에 필요한 사항은 농림축산식품부령으로 정한다.

○ 동물 진단용 특수의료장비의 설치 · 운영

- 동물을 진단하기 위하여 농림축산식품부장관이 고시하는 의료장비, 즉 동물 진단용 특수의료장비를 설치 · 운영하려는 동물병원 개설자는 농림축산식품부령으로 정하는 바에 따라 그 장비를 농림축산식품부장관에게 등록하여야 한다.

- 동물병원 개설자는 동물 진단용 특수의료장비를 농림축산식품부령으로 정하는 설치 인정기준에 맞게 설치 · 운영하여야 한다.

- 동물병원 개설자는 동물 진단용 특수의료장비를 설치한 후에는 농림축산식품부령으로 정하는 바에 따라 농림축산식품부장관이 실시하는 정기적인 품질관리검사를 받아야 한다.

- 동물병원 개설자는 품질관리검사 결과 부적합 판정을 받은 동물 진단용 특수의료장비를 사용하여서는 아니 된다.

○ 검사 · 측정기관의 지정

- 농림축산식품부장관은 검사용 장비를 갖추는 등 농림축산식품부령으로 정하는 일정한 요건을 갖춘 기관을 동물 진단용 방사선발생장치의 검사기관 또는 측정기관, 즉 검사 · 측정기관으로 지정할 수 있다.

- 농림축산식품부장관은 검사 · 측정기관 지정을 취소하거나 6개월 이내의 기간을 정하여 업무의 정지를 명할 수 있다.

  1. 거짓이나 그 밖의 부정한 방법으로 지정을 받은 경우

  2. 고의 또는 중대한 과실로 거짓의 동물 진단용 방사선발생장치 등의 검사에 관한 성적서를 발급한 경우

3. 업무의 정지 기간에 검사·측정업무를 한 경우

4. 농림축산식품부령으로 정하는 검사·측정기관의 지정기준에 미치지 못하게 된 경우

5. 그 밖에 농림축산식품부장관이 고시하는 검사·측정업무에 관한 규정을 위반한 경우

- 검사·측정기관의 지정절차 및 지정 취소, 업무 정지에 필요한 사항은 농림축산식품부령으로 정한다.

- 검사·측정기관의 장은 검사·측정업무를 휴업하거나 폐업하려는 경우에는 농림축산식품부령으로 정하는 바에 따라 농림축산식품부장관에게 신고하여야 한다.

○ 휴업·폐업의 신고

- 동물병원 개설자가 동물진료업을 휴업하거나 폐업한 경우에는 지체 없이 관할 시장·군수에게 신고하여야 한다.

- 30일 이내의 휴업인 경우에는 예외

○ 발급수수료

- 진단서 등 발급수수료 상한액은 농림축산식품부령으로 정한다.

- 동물병원 개설자는 의료기관이 동물의 소유자 또는 관리자로부터 징수하는 진단서 등 발급수수료를 농림축산식품부령으로 정하는 바에 따라 고지·게시하여야 한다.

- 동물병원 개설자는 고지·게시한 금액을 초과하여 징수할 수 없다.

○ 공수의

- 시장 · 군수는 동물 진료 업무의 적정을 도모하기 위하여 동물병원을 개설하고 있는 수의사, 동물병원에서 근무하는 수의사 또는 농림축산식품부령으로 정하는 축산 관련 비영리법인에서 근무하는 수의사에게 업무를 위촉할 수 있다.

- 농림축산식품부령으로 정하는 축산 관련 비영리법인에서 근무하는 수의사에게는 제3호와 제6호의 업무만 위촉할 수 있다.

    1. 동물의 진료

    2. 동물 질병의 조사 · 연구

    3. 동물 전염병의 예찰 및 예방

    4. 동물의 건강진단

    5. 동물의 건강증진과 환경위생 관리

    6. 그 밖에 동물의 진료에 관하여 시장 · 군수가 지시하는 사항

- 동물진료 업무를 위촉받은 수의사 즉, 공수의는 시장 · 군수의 지휘 · 감독을 받아 위촉받은 업무를 수행한다.

○ 공수의의 수당 및 여비

- 시장 · 군수는 공수의에게 수당과 여비를 지급한다.

- 특별시장 · 광역시장 · 도지사 또는 특별자치도지사 · 특별자치시장은 수당과 여비의 일부를 부담할 수 있다.

- 특별시장 · 광역시장 · 도지사 또는 특별자치도지사 · 특별자치시장은 이 법에서 시 · 도지사라 통일한다.

○ 동물진료법인

- 동물진료법인을 설립하려는 자는 대통령령으로 정하는 바에 따라 정관과 그 밖의 서류를 갖추어 그 법인의 주된 사무소의 소재지를 관할하는 시·도지사의 허가를 받아야 한다.

- 동물진료법인은 그 법인이 개설하는 동물병원에 필요한 시설이나 시설을 갖추는 데에 필요한 자금을 보유하여야 한다.

- 동물진료법인이 재산을 처분하거나 정관을 변경하려면 시·도지사의 허가를 받아야 한다.

- 이 법에 따른 동물진료법인이 아니면 동물진료법인이나 이와 비슷한 명칭을 사용할 수 없다.

○ 동물진료법인의 부대사업

- 동물진료법인은 그 법인이 개설하는 동물병원에서 동물진료업무 외에 부대사업을 할 수 있다.

- 부대사업으로 얻은 수익에 관한 회계는 동물진료법인의 다른 회계와 구분하여 처리하여야 한다.

  1. 동물진료나 수의학에 관한 조사·연구

  2. 「주차장법」에 따른 부설주차장의 설치·운영

  3. 동물진료업 수행에 수반되는 동물진료정보시스템 개발·운영 사업 중 대통령령으로 정하는 사업

- 동물진료법인은 타인에게 임대 또는 위탁하여 운영할 수 있다.

- 동물진료법인은 농림축산식품부령으로 정하는 바에 따라 미리 동물병원의

소재지를 관할하는 시·도지사에게 신고하여야 한다.

- 신고사항을 변경하려는 경우에도 같다.

- 시·도지사는 신고를 받은 경우 그 내용을 검토하여 법에 적합하면 신고를 수리하여야 한다.

○ 「민법」의 준용

- 동물진료법인에 대하여 이 법에 규정된 것 외에는 「민법」 중 재단법인에 관한 규정을 준용한다.

○ 동물진료법인의 설립 허가 취소

- 농림축산식품부장관 또는 시·도지사는 동물진료법인 설립 허가를 취소할 수 있다.

  1. 정관으로 정하지 아니한 사업을 한 때

  2. 설립된 날부터 2년 내에 동물병원을 개설하지 아니한 때

  3. 동물진료법인이 개설한 동물병원을 폐업하고 2년 내에 동물병원을 개설하지 아니한 때

  4. 농림축산식품부장관 또는 시·도지사가 감독을 위하여 내린 명령을 위반한 때

  5. 법에 따른 부대사업 외의 사업을 한 때

○ 대한수의사회 설립

- 수의사는 수의업무의 적정한 수행과 수의학술의 연구·보급 및 수의사의 윤

리 확립을 위하여 대통령령으로 정하는 바에 따라 대한수의사회 즉, 수의사회를 설립하여야 한다.

- 수의사회는 법인으로 한다.

- 수의사는 수의사회가 설립된 때에는 당연히 수의사회의 회원이 된다.

- 수의사회를 설립하려는 경우 그 대표자는 대통령령으로 정하는 바에 따라 정관과 그 밖에 필요한 서류를 농림축산식품부장관에게 제출하여 그 설립인가를 받아야 한다.

- 수의사회는 대통령령으로 정하는 바에 따라 특별시·광역시·도 또는 특별자치도·특별자치시에 지부를 설치할 수 있다.

- 수의사회에 관하여 이 법에 규정되지 아니한 사항은 「민법」 중 사단법인에 관한 규정을 준용한다.

- 국가나 지방자치단체는 동물의 건강증진 및 공중위생을 위하여 필요하다고 인정하는 경우 또는 업무를 위탁한 경우에는 수의사회의 운영 또는 업무 수행에 필요한 경비의 전부 또는 일부를 보조할 수 있다.

○ 감독

- 농림축산식품부장관, 시·도지사 또는 시장·군수는 동물 진료 시책을 위하여 필요하다고 인정할 때 또는 공중위생상 중대한 위해가 발생하거나 발생할 우려가 있다고 인정할 때에는 대통령령으로 정하는 바에 따라 수의사 또는 동물병원에 대하여 필요한 지도와 명령을 할 수 있다.

- 수의사 또는 동물병원의 시설·장비 등이 필요한 때에는 농림축산식품부령으로 정하는 바에 따라 그 비용을 지급하여야 한다.

- 농림축산식품부장관 또는 시장·군수는 동물병원이 규정을 위반하였을 때에

는 농림축산식품부령으로 정하는 바에 따라 기간을 정하여 그 시설·장비 등의 전부 또는 일부의 사용을 제한 또는 금지하거나 위반한 사항을 시정하도록 명할 수 있다.

- 농림축산식품부장관은 인수공통감염병의 방역과 진료를 위하여 질병관리청장이 협조를 요청하면 특별한 사정이 없으면 이에 따라야 한다.

○ 보고 및 업무 감독

- 농림축산식품부장관은 수의사회로 하여금 회원의 실태와 취업상황 등 농림축산식품부령으로 정하는 사항에 대하여 보고를 하게 하거나 소속 공무원에게 업무 상황과 그 밖의 관계 서류를 검사하게 할 수 있다.

- 시·도지사 또는 시장·군수는 수의사 또는 동물병원에 대하여 질병 진료 상황과 가축 방역 및 수의업무에 관한 보고를 하게 하거나 소속 공무원에게 그 업무 상황, 시설 또는 진료부 및 검안부를 검사하게 할 수 있다.

- 검사를 하는 공무원은 그 권한을 표시하는 증표를 지니고 이를 관계인에게 보여주어야 한다.

○ 수의사 면허의 취소 및 면허효력의 정지

- 농림축산식품부장관은 수의사 면허를 취소할 수 있다.

- 면허효력 정지기간에 수의 업무를 하거나 농림축산식품부령으로 정하는 기간에 3회 이상 면허효력 정지처분을 받았을 때

- 면허증을 다른 사람에게 대여하였을 때

- 농림축산식품부장관은 수의사가 다음 각 호의 어느 하나에 해당하면 1년 이

내의 기간을 정하여 농림축산식품부령으로 정하는 바에 따라 면허의 효력을 정지시킬 수 있다.

- 진료기술상의 판단이 필요한 사항에 관하여는 관계 전문가의 의견을 들어 결정하여야 한다.

  1. 거짓이나 그 밖의 부정한 방법으로 진단서, 검안서, 증명서 또는 처방전을 발급하였을 때

  2. 관련 서류를 위조하거나 변조하는 등 부정한 방법으로 진료비를 청구하였을 때

  3. 정당한 사유 없이 명령을 위반하였을 때

  4. 임상수의학적으로 인정되지 아니하는 진료행위를 하였을 때

  5. 학위 수여 사실을 거짓으로 공표하였을 때

  6. 과잉진료행위나 그 밖에 동물병원 운영과 관련된 행위로서 대통령령으로 정하는 행위를 하였을 때

- 농림축산식품부장관은 면허가 취소된 사람에게 그 면허를 다시 내줄 수 있다.

  1. 면허 취소의 원인이 된 사유가 소멸되었을 때

  2. 면허가 취소된 후 2년이 지났을 때

- 동물병원은 해당 동물병원 개설자가 면허효력 정지처분을 받았을 때에는 그 면허효력 정지기간에 동물진료업을 할 수 없다.

○ 동물진료업의 정지

- 시장·군수는 농림축산식품부령으로 정하는 바에 따라 1년 이내의 기간을

정하여 동물진료업의 정지를 명할 수 있다.

1. 개설신고를 한 날부터 3개월 이내에 정당한 사유 없이 업무를 시작하지 아니할 때

2. 무자격자에게 진료행위를 하도록 한 사실이 있을 때

3. 변경신고 또는 휴업의 신고를 하지 아니하였을 때

4. 시설기준에 맞지 아니할 때

5. 동물병원 개설자 자신이 그 동물병원을 관리하지 아니하거나 관리자를 지정하지 아니하였을 때

6. 동물병원이 법에 따른 명령을 위반하였을 때

7. 동물병원이 법에 따른 사용 제한 또는 금지 명령을 위반하거나 시정 명령을 이행하지 아니하였을 때

8. 동물병원이 관계 공무원의 검사를 거부·방해 또는 기피하였을 때

○ 과징금 처분

- 시장·군수는 대통령령으로 정하는 바에 따라 동물진료업 정지 처분을 갈음하여 5천만원 이하의 과징금을 부과할 수 있다.

- 과징금을 부과하는 위반행위의 종류와 위반정도 등에 따른 과징금의 금액과 그 밖에 필요한 사항은 대통령령으로 정한다.

- 시장·군수는 과징금을 부과 받은 자가 기한 안에 과징금을 내지 아니한 때에는 「지방행정제재·부과금의 징수 등에 관한 법률」에 따라 징수한다.

○ **연수교육**

- 농림축산식품부장관은 수의사에게 자질 향상을 위하여 필요한 연수교육을 받게 할 수 있다.

- 국가나 지방자치단체는 제1항에 따른 연수교육에 필요한 경비를 부담할 수 있다.

- 연수교육에 필요한 사항은 농림축산식품부령으로 정한다.

○ **청문**

- 농림축산식품부장관 또는 시장·군수는 해당하는 처분을 하려면 청문을 실시하여야 한다.

    1. 검사·측정기관의 지정취소

    2. 시설·장비 등의 사용금지 명령

    3. 수의사 면허의 취소

○ **권한의 위임 및 위탁**

- 농림축산식품부장관의 권한은 대통령령으로 정하는 바에 따라 그 일부를 시·도지사에게 위임할 수 있다.

- 농림축산식품부장관은 대통령령으로 정하는 바에 따라 등록 업무, 품질관리 검사 업무, 검사·측정기관의 지정 업무, 지정 취소 업무 및 휴업 또는 폐업 신고에 관한 업무를 수의 업무를 전문적으로 수행하는 행정기관에 위임할 수 있다.

- 농림축산식품부장관 및 시·도지사는 대통령령으로 정하는 바에 따라 수의

및 공중위생에 관한 업무의 일부를 설립된 수의사회에 위탁할 수 있다.

- 동물의 간호 또는 진료 보조를 포함한다.

○ **수수료**

- 농림축산식품부령으로 정하는 바에 따라 수수료를 내야 한다.

    1. 수의사 면허증 또는 동물보건사 자격증을 재발급받으려는 사람

    2. 수의사 국가시험에 응시하려는 사람과 동물보건사 자격시험에 응시하려
       는 사람

    3. 동물병원 개설의 신고를 하려는 자

    4. 수의사 면허 또는 동물보건사 자격을 다시 부여받으려는 사람

○ **벌칙**

- 2년 이하의 징역 또는 2천만원 이하의 벌금에 처하거나 이를 병과할 수 있다.

    1. 법을 위반하여 수의사 면허증 또는 동물보건사 자격증을 다른 사람에게
       빌려주거나 빌린 사람 또는 이를 알선한 사람

    2. 법을 위반하여 동물을 진료한 사람

    3. 법을 위반하여 동물병원을 개설한 자

- 300만원 이하의 벌금에 처한다.

    1. 법을 위반하여 허가를 받지 아니하고 재산을 처분하거나 정관을 변경한
       동물진료법인

    2. 법을 위반하여 동물진료법인이나 이와 비슷한 명칭을 사용한 자

- 500만원 이하의 과태료를 부과한다.

  1. 법을 위반하여 정당한 사유 없이 동물의 진료 요구를 거부한 사람

  2. 법을 위반하여 동물병원을 개설하지 아니하고 동물진료업을 한 자

  3. 법을 위반하여 부적합 판정을 받은 동물 진단용 특수의료장비를 사용한 자

- 100만원 이하의 과태료를 부과한다.

  1. 법을 위반하여 거짓이나 그 밖의 부정한 방법으로 진단서, 검안서, 증명서 또는 처방전을 발급한 사람

     - 법을 위반하여 처방대상 동물용 의약품을 직접 진료하지 아니하고 처방·투약한 자

     - 법을 위반하여 정당한 사유 없이 진단서, 검안서, 증명서 또는 처방전의 발급을 거부한 자

     - 법을 위반하여 신고하지 아니하고 처방전을 발급한 수의사

     - 법을 위반하여 처방전을 발급하지 아니한 자

     - 법을 위반하여 수의사처방관리시스템을 통하지 아니하고 처방전을 발급한 자

     - 법을 위반하여 부득이한 사유가 종료된 후 3일 이내에 처방전을 수의사처방관리시스템에 등록하지 아니한 자

     - 법을 위반하여 처방대상 동물용 의약품의 명칭, 용법 및 용량 등 수의사처방관리시스템에 입력하여야 하는 사항을 입력하지 아니하거나 거짓으로 입력한 자

- 법을 위반하여 진료부 또는 검안부를 갖추어 두지 아니하거나 진료 또는 검안한 사항을 기록하지 아니하거나 거짓으로 기록한 사람
- 법에 따른 신고를 하지 아니한 자
- 법을 위반하여 동물병원 개설자 자신이 그 동물병원을 관리하지 아니하거나 관리자를 지정하지 아니한 자
- 법에 따라 신고를 하지 아니하고 동물 진단용 방사선발생장치를 설치·운영한 자
- 법에 따른 준수사항을 위반한 자
- 법에 따라 정기적으로 검사와 측정을 받지 아니하거나 방사선 관계 종사자에 대한 피폭관리를 하지 아니한 자
- 법을 위반하여 동물병원의 휴업·폐업의 신고를 하지 아니한 자
- 법을 위반하여 고지·게시한 금액을 초과하여 징수한 자
- 법에 따른 사용 제한 또는 금지 명령을 위반하거나 시정 명령을 이행하지 아니한 자
- 법에 따른 보고를 하지 아니하거나 거짓 보고를 한 자 또는 관계 공무원의 검사를 거부·방해 또는 기피한 자
- 정당한 사유 없이 법에 따른 연수교육을 받지 아니한 사람
- 과태료는 대통령령으로 정하는 바에 따라 농림축산식품부장관, 시·도지사 또는 시장·군수가 부과·징수한다.

○ 동물보건사 자격시험 응시에 관한 특례

- 평가인증을 받은 양성기관에서 농림축산식품부령으로 정하는 실습교육을 이

수하는 경우에는 규정에도 불구하고 동물보건사 자격시험에 응시할 수 있다.

1. 「고등교육법」에 따른 전문대학 또는 이와 같은 수준 이상의 학교에서 동물 간호에 관한 교육과정을 이수하고 졸업한 사람

2. 「고등교육법」에 따른 전문대학 또는 이와 같은 수준 이상의 학교를 졸업한 후 동물병원에서 동물 간호 관련 업무에 1년 이상 종사한 사람

   - 「근로기준법」에 따른 근로계약 또는 「국민연금법」에 따른 국민연금 사업장가입자 자격취득을 통하여 업무 종사 사실을 증명할 수 있는 사람에 한정한다.

3. 고등학교 졸업학력 인정자 중 동물병원에서 동물 간호 관련 업무에 3년 이상 종사한 사람

   - 「근로기준법」에 따른 근로계약 또는 「국민연금법」에 따른 국민연금 사업장가입자 자격취득을 통하여 업무 종사 사실을 증명할 수 있는 사람에 한정한다.

○ 동물보건사 양성기관 평가인증을 위한 준비행위

- 농림축산식품부장관은 양성기관에 대한 평가인증을 할 수 있다.

동물보호법

- 농림축산식품부 동물복지정책과-동물학대 등의 금지, 동물복지축산농장

- 농림축산식품부 동물복지정책과-동물의 구조 · 보호, 동물실험

- 농림축산식품부 동물복지정책과-반려동물 관련 영업

- 농림축산식품부 동물복지정책과-동물등록, 등록대상동물의 관리, 맹견의 관리 등 기타

○ 목적

- 동물에 대한 학대행위의 방지 등 동물을 적정하게 보호 · 관리하기 위하여 필요한 사항을 규정함으로써 동물의 생명보호, 안전 보장 및 복지 증진을 꾀하고, 건전하고 책임 있는 사육문화를 조성하여, 동물의 생명 존중 등 국민의 정서를 기르고 사람과 동물의 조화로운 공존에 이바지함을 목적으로 한다.

○ 정의

1. "동물"이란 고통을 느낄 수 있는 신경체계가 발달한 척추동물

　　가. 포유류

　　나. 조류

　　다. 파충류 · 양서류 · 어류 중 농림축산식품부장관이 관계 중앙행정기관의 장과의 협의를 거쳐 대통령령으로 정하는 동물

- "동물학대"란 동물을 대상으로 정당한 사유 없이 불필요하거나 피할 수 있는 신체적 고통과 스트레스를 주는 행위 및 굶주림, 질병 등에 대하여 적절한 조

치를 게을리 하거나 방치하는 행위를 말한다.

- "반려동물"이란 반려 목적으로 기르는 개, 고양이 등 농림축산식품부령으로 정하는 동물을 말한다.

- "등록대상동물"이란 동물의 보호, 유실·유기방지, 질병의 관리, 공중위생상의 위해 방지 등을 위하여 등록이 필요하다고 인정하여 대통령령으로 정하는 동물을 말한다.

- "소유자등"이란 동물의 소유자와 일시적 또는 영구적으로 동물을 사육·관리 또는 보호하는 사람을 말한다.

- "맹견"이란 도사견, 핏불테리어, 로트와일러 등 사람의 생명이나 신체에 위해를 가할 우려가 있는 개로서 농림축산식품부령으로 정하는 개를 말한다.

- "동물실험"이란 「실험동물에 관한 법률」에 따른 동물실험을 말한다.

- "동물실험시행기관"이란 동물실험을 실시하는 법인·단체 또는 기관으로서 대통령령으로 정하는 법인·단체 또는 기관을 말한다.

○ 동물보호의 기본원칙

- 누구든지 동물을 사육·관리 또는 보호할 때에는 원칙을 준수하여야 한다.

  1. 동물이 본래의 습성과 신체의 원형을 유지하면서 정상적으로 살 수 있도록 할 것

  2. 동물이 갈증 및 굶주림을 겪거나 영양이 결핍되지 아니하도록 할 것

  3. 동물이 정상적인 행동을 표현할 수 있고 불편함을 겪지 아니하도록 할 것

  4. 동물이 고통·상해 및 질병으로부터 자유롭도록 할 것

  5. 동물이 공포와 스트레스를 받지 아니하도록 할 것

○ **국가·지방자치단체 및 국민의 책무**

- 국가는 동물의 적정한 보호·관리를 위하여 5년마다 동물복지종합계획을 수립·시행하여야 하며, 지방자치단체는 국가의 계획에 적극 협조하여야 한다.

  1. 동물학대 방지와 동물복지에 관한 기본방침

  2. 동물의 관리에 관한 사항

     - 도로·공원 등의 공공장소에서 소유자등이 없이 배회하거나 내버려진 동물 즉, "유실·유기동물"

     - 학대를 받은 동물 즉, "피학대 동물"

  3. 동물실험시행기관 및 동물실험윤리위원회의 운영 등에 관한 사항

  4. 동물학대 방지, 동물복지, 유실·유기동물의 입양 및 동물실험윤리 등의 교육·홍보에 관한 사항

  5. 동물복지 축산의 확대와 동물복지축산농장 지원에 관한 사항

  6. 그 밖에 동물학대 방지와 반려동물 운동·휴식시설 등 동물복지에 필요한 사항

- 특별시장·광역시장·도지사 및 특별자치도지사·특별자치시장 즉, 시·도지사는 종합계획에 따라 5년마다 특별시·광역시·도·특별자치도·특별자치시 즉, 시·도다) 단위의 동물복지계획을 수립하여야 하고, 이를 농림축산식품부장관에게 통보하여야 한다.

- 국가와 지방자치단체는 사업을 적정하게 수행하기 위한 인력·예산 등을 확보하기 위하여 노력하여야 하며, 국가는 동물의 적정한 보호·관리, 복지업무 추진을 위하여 지방자치단체에 필요한 사업비의 전부나 일부를 예산의 범위에서 지원할 수 있다.

- 국가와 지방자치단체는 대통령령으로 정하는 민간단체에 동물보호운동이나 그 밖에 이와 관련된 활동을 권장하거나 필요한 지원을 할 수 있다.
- 모든 국민은 동물을 보호하기 위한 국가와 지방자치단체의 시책에 적극 협조하는 등 동물의 보호를 위하여 노력하여야 한다.

○ 동물복지위원회

- 농림축산식품부장관의 농림축산식품부에 동물복지위원회를 둔다.

  1. 종합계획의 수립·시행에 관한 사항

  2. 동물실험윤리위원회의 구성 등에 대한 지도·감독에 관한 사항

  3. 동물복지축산농장의 인증과 동물복지축산정책에 관한 사항

  4. 그 밖에 동물의 학대방지·구조 및 보호 등 동물복지에 관한 사항

- 동물복지위원회는 위원장 1명을 포함하여 10명 이내의 위원으로 구성한다.
- 위원은 농림축산식품부장관이 위촉하며, 위원장은 위원 중에서 호선한다.

  1. 수의사로서 동물보호 및 동물복지에 대한 학식과 경험이 풍부한 사람

  2. 동물복지정책에 관한 학식과 경험이 풍부한 자로서 민간단체의 추천을 받은 사람

  3. 그 밖에 동물복지정책에 관한 전문지식을 가진 사람으로서 농림축산식품부령으로 정하는 자격기준에 맞는 사람

- 그 밖에 동물복지위원회의 구성·운영 등에 관한 사항은 대통령령으로 정한다.
- 동물의 보호 및 이용·관리 등에 대하여 다른 법률에 특별한 규정이 있는 경우를 제외하고는 이 법에서 정하는 바에 따른다.

○ 동물의 보호 및 관리

- 소유자등은 동물에게 적합한 사료와 물을 공급하고, 운동·휴식 및 수면이 보장되도록 노력하여야 한다.

- 소유자등은 동물이 질병에 걸리거나 부상당한 경우에는 신속하게 치료하거나 그 밖에 필요한 조치를 하도록 노력하여야 한다.

- 소유자등은 동물을 관리하거나 다른 장소로 옮긴 경우에는 그 동물이 새로운 환경에 적응하는 데에 필요한 조치를 하도록 노력하여야 한다.

- 동물의 적절한 사육·관리 방법 등에 관한 사항은 농림축산식품부령으로 정한다.

○ 동물학대 등의 금지

- 다음 행위를 하여서는 아니 된다.

   1. 목을 매다는 등의 잔인한 방법으로 죽음에 이르게 하는 행위

   2. 노상 등 공개된 장소에서 죽이거나 같은 종류의 다른 동물이 보는 앞에서 죽음에 이르게 하는 행위

   3. 고의로 사료 또는 물을 주지 아니하는 행위로 인하여 동물을 죽음에 이르게 하는 행위

   4. 그 밖에 수의학적 처치의 필요, 동물로 인한 사람의 생명·신체·재산의 피해 등 농림축산식품부령으로 정하는 정당한 사유 없이 죽음에 이르게 하는 행위

- 다음 학대행위를 하여서는 아니 된다.

    1. 도구ㆍ약물 등 물리적ㆍ화학적 방법을 사용하여 상해를 입히는 행위. 다만, 질병의 예방이나 치료 등 농림축산식품부령으로 정하는 경우는 제외한다.

    2. 살아 있는 상태에서 동물의 신체를 손상하거나 체액을 채취하거나 체액을 채취하기 위한 장치를 설치하는 행위. 다만, 질병의 치료 및 동물실험 등 농림축산식품부령으로 정하는 경우는 제외한다.

    3. 도박ㆍ광고ㆍ오락ㆍ유흥 등의 목적으로 동물에게 상해를 입히는 행위. 다만, 민속경기 등 농림축산식품부령으로 정하는 경우는 제외한다.

        - 반려동물에게 최소한의 사육 공간 제공 등 농림축산식품부령으로 정하는 사육ㆍ관리 의무를 위반하여 상해를 입히거나 질병을 유발시키는 행위

    4. 그 밖에 수의학적 처치의 필요, 동물로 인한 사람의 생명ㆍ신체ㆍ재산의 피해 등 농림축산식품부령으로 정하는 정당한 사유 없이 신체적 고통을 주거나 상해를 입히는 행위

- 다음에 해당하는 동물을 포획하여 판매하거나 죽이는 행위, 판매하거나 죽일 목적으로 포획하는 행위 또는 동물임을 알면서도 알선ㆍ구매하는 행위를 하여서는 아니 된다.

    1. 유실ㆍ유기동물

    2. 피학대 동물 중 소유자를 알 수 없는 동물

        - 소유자 등은 동물을 유기하여서는 아니 된다.

- 다음 행위를 하여서는 아니 된다.

    1. 법에 해당하는 행위를 촬영한 사진 또는 영상물을 판매·전시·전달·상영하거나 인터넷에 게재하는 행위. 다만, 동물보호 의식을 고양시키기 위한 목적이 표시된 홍보 활동 등 농림축산식품부령으로 정하는 경우에는 그러하지 아니하다.

    2. 도박을 목적으로 동물을 이용하는 행위 또는 동물을 이용하는 도박을 행할 목적으로 광고·선전하는 행위. 다만, 「사행산업통합감독위원회법」에 따른 사행산업은 제외한다.

    3. 도박·시합·복권·오락·유흥·광고 등의 상이나 경품으로 동물을 제공하는 행위

    4. 영리를 목적으로 동물을 대여하는 행위. 다만, 「장애인복지법」에 따른 장애인 보조견의 대여 등 농림축산식품부령으로 정하는 경우는 제외한다.

○ **동물의 운송**

- 동물을 운송하는 자 중 농림축산식품부령으로 정하는 자는 다음 사항을 준수하여야 한다.

    1. 운송 중인 동물에게 적합한 사료와 물을 공급하고, 급격한 출발·제동 등으로 충격과 상해를 입지 아니하도록 할 것

    2. 동물을 운송하는 차량은 동물이 운송 중에 상해를 입지 아니하고, 급격한 체온 변화, 호흡곤란 등으로 인한 고통을 최소화할 수 있는 구조로 되어 있을 것

    3. 병든 동물, 어린 동물 또는 임신 중이거나 젖먹이가 딸린 동물을 운송할 때에는 함께 운송 중인 다른 동물에 의하여 상해를 입지 아니하도록 칸

막이의 설치 등 필요한 조치를 할 것

4. 동물을 싣고 내리는 과정에서 동물이 들어있는 운송용 우리를 던지거나 떨어뜨려서 동물을 다치게 하는 행위를 하지 아니할 것

5. 운송을 위하여 전기 몰이도구를 사용하지 아니할 것

- 농림축산식품부장관은 동물 운송 차량의 구조 및 설비기준을 정하고 이에 맞는 차량을 사용하도록 권장할 수 있다.

- 농림축산식품부장관은 동물 운송에 관하여 필요한 사항을 정하여 권장할 수 있다.

○ 반려동물 전달 방법

- 동물을 판매하려는 자는 해당 동물을 구매자에게 직접 전달하거나 동물 운송 업자를 통하여 배송하여야 한다.

○ 동물의 도살방법

- 모든 동물은 혐오감을 주거나 잔인한 방법으로 도살되어서는 아니 되며, 도살과정에 불필요한 고통이나 공포, 스트레스를 주어서는 아니 된다.

- 「축산물위생관리법」 또는 「가축전염병예방법」에 따라 동물을 죽이는 경우에는 가스법ㆍ전살법 등 농림축산식품부령으로 정하는 방법을 이용하여 고통을 최소화하여야 하며, 반드시 의식이 없는 상태에서 다음 도살 단계로 넘어가야 한다.

- 매몰을 하는 경우에도 같다.

- 동물을 불가피하게 죽여야 하는 경우에는 고통을 최소화할 수 있는 방법에

따라야 한다.

○ **동물의 수술**

- 거세, 뿔 없애기, 꼬리 자르기 등 동물에 대한 외과적 수술을 하는 사람은 수의학적 방법에 따라야 한다.

○ **등록대상동물의 등록**

- 등록대상동물의 소유자는 동물의 보호와 유실·유기방지 등을 위하여 시장·군수·구청장·특별자치시장에게 등록대상동물을 등록하여야 한다.

- 등록대상동물이 맹견이 아닌 경우로서 농림축산식품부령으로 정하는 바에 따라 시·도의 조례로 정하는 지역에서는 그러하지 아니하다.

- 등록된 등록대상동물의 소유자는 시장·군수·구청장에게 신고하여야 한다.

  1. 등록대상동물을 잃어버린 경우에는 등록대상동물을 잃어버린 날부터 10일 이내

  2. 등록대상동물에 대하여 농림축산식품부령으로 정하는 사항이 변경된 경우에는 변경 사유 발생일부터 30일 이내

- 등록대상동물의 소유권을 이전받은 자는 그 사실을 소유권을 이전받은 날부터 30일 이내에 자신의 주소지를 관할하는 시장·군수·구청장에게 신고하여야 한다.

- 시장·군수·구청장은 농림축산식품부령으로 정하는 자 즉, 동물등록대행자로 하여금 업무를 대행하게 할 수 있다.

- 수수료를 지급할 수 있다.

- 등록대상동물의 등록 사항 및 방법·절차, 변경신고 절차, 동물등록대행자 준수사항 등에 관한 사항은 농림축산식품부령으로 정하며, 그 밖에 등록에 필요한 사항은 시·도의 조례로 정한다.

- 소유자 등은 등록대상동물을 기르는 곳에서 벗어나게 하는 경우에는 소유자 등의 연락처 등 농림축산식품부령으로 정하는 사항을 표시한 인식표를 등록대상동물에게 부착하여야 한다.

- 소유자 등은 등록대상동물을 동반하고 외출할 때에는 농림축산식품부령으로 정하는 바에 따라 목줄 등 안전조치를 하여야 하며, 배설물이 생겼을 때에는 즉시 수거하여야 한다.

- 소변의 경우에는 공동주택의 엘리베이터·계단 등 건물 내부의 공용 공간 및 평상·의자 등 사람이 눕거나 앉을 수 있는 기구 위의 것으로 한정한다.

- 시·도지사는 등록대상동물의 유실·유기 또는 공중위생상의 위해 방지를 위하여 필요할 때에는 시·도의 조례로 정하는 바에 따라 소유자등으로 하여금 등록대상동물에 대하여 예방접종을 하게 하거나 특정 지역 또는 장소에서의 사육 또는 출입을 제한하게 하는 등 필요한 조치를 할 수 있다.

○ 맹견의 관리

- 맹견의 소유자등은 다음 사항을 준수하여야 한다.

  1. 소유자등 없이 맹견을 기르는 곳에서 벗어나지 아니하게 할 것

  2. 월령이 3개월 이상인 맹견을 동반하고 외출할 때에는 농림축산식품부령으로 정하는 바에 따라 목줄 및 입마개 등 안전장치를 하거나 맹견의 탈출을 방지할 수 있는 적정한 이동장치를 할 것

  3. 그 밖에 맹견이 사람에게 신체적 피해를 주지 아니하도록 하기 위하여 농

림축산식품부령으로 정하는 사항을 따를 것

- 시·도지사와 시장·군수·구청장은 맹견이 사람에게 신체적 피해를 주는 경우 농림축산식품부령으로 정하는 바에 따라 소유자등의 동의 없이 맹견에 대하여 격리조치 등 필요한 조치를 취할 수 있다.

- 맹견의 소유자는 맹견의 안전한 사육 및 관리에 관하여 농림축산식품부령으로 정하는 바에 따라 정기적으로 교육을 받아야 한다.

- 맹견의 소유자는 맹견으로 인한 다른 사람의 생명·신체나 재산상의 피해를 보상하기 위하여 대통령령으로 정하는 바에 따라 보험에 가입하여야 한다.

- 맹견의 소유자등은 다음 장소에 맹견이 출입하지 아니하도록 하여야 한다.

  1. 「영유아보육법」에 따른 어린이집

  2. 「유아교육법」에 따른 유치원

  3. 「초·중등교육법」에 따른 초등학교 및 특수학교

  4. 그 밖에 불특정 다수인이 이용하는 장소로서 시·도의 조례로 정하는 장소

○ **동물의 구조·보호**

- 시·도지사와 시장·군수·구청장은 해당하는 동물을 발견한 때에는 그 동물을 구조하여 치료·보호에 필요한 조치 즉, 보호조치를 하여야 하며, 학대 재발 방지를 위하여 학대행위자로부터 격리하여야 한다.

- 다만, 농림축산식품부령으로 정하는 동물은 구조·보호조치의 대상에서 제외한다.

- 특별자치시장은 제외한다.

1. 유실 · 유기동물

2. 피학대 동물 중 소유자를 알 수 없는 동물

3. 소유자로부터 학대를 받아 적정하게 치료 · 보호받을 수 없다고 판단되는
   동물

- 시 · 도지사와 시장 · 군수 · 구청장이 해당하는 동물에 대하여 보호조치 중인
  경우에는 그 동물의 등록 여부를 확인하여야 하고, 등록된 동물인 경우에는
  지체 없이 동물의 소유자에게 보호조치 중인 사실을 통보하여야 한다.

- 시 · 도지사와 시장 · 군수 · 구청장이 동물을 보호할 때에는 농림축산식품부
  령으로 정하는 바에 따라 기간을 정하여 해당 동물에 대한 보호조치를 하여
  야 한다.

- 시 · 도지사와 시장 · 군수 · 구청장은 보호 · 관리를 위하여 필요한 조치를 취
  할 수 있다.

○ 동물보호센터의 설치 · 지정

- 시 · 도지사와 시장 · 군수 · 구청장은 동물의 구조 · 보호조치 등을 위하여 농
  림축산식품부령으로 정하는 기준에 맞는 동물보호센터를 설치 · 운영할 수
  있다.

- 시 · 도지사와 시장 · 군수 · 구청장은 동물보호센터를 직접 설치 · 운영하도
  록 노력해야 한다.

- 농림축산식품부장관은 시 · 도지사 또는 시장 · 군수 · 구청장이 설치 · 운영
  하는 동물보호센터의 설치 · 운영에 드는 비용의 전부 또는 일부를 지원할 수
  있다.

- 시 · 도지사 또는 시장 · 군수 · 구청장은 농림축산식품부령으로 정하는 기준

에 맞는 기관이나 단체를 동물보호센터로 지정하여 동물의 구조·보호조치 등을 하게 할 수 있다.

- 동물보호센터로 지정받으려는 자는 농림축산식품부령으로 정하는 바에 따라 시·도지사 또는 시장·군수·구청장에게 신청하여야 한다.

- 시·도지사 또는 시장·군수·구청장은 제4항에 따른 동물보호센터에 동물의 구조·보호조치 등에 드는 비용 즉, 보호비용의 전부 또는 일부를 지원할 수 있으며, 보호비용의 지급절차와 그 밖에 필요한 사항은 농림축산식품부령으로 정한다.

- 시·도지사 또는 시장·군수·구청장은 지정된 동물보호센터 지정을 취소할 수 있다.

 1. 거짓이나 그 밖의 부정한 방법으로 지정을 받은 경우

 2. 지정기준에 맞지 아니하게 된 경우

 3. 보호비용을 거짓으로 청구한 경우

 4. 규정을 위반한 경우

 5. 법을 위반한 경우

 6. 시정명령을 위반한 경우

 7. 특별 사유 없이 유실·유기동물 및 피학대 동물에 대한 보호조치를 3회 이상 거부한 경우

 8. 보호 중인 동물을 영리를 목적으로 분양하는 경우

- 시·도지사 또는 시장·군수·구청장은 지정이 취소된 기관이나 단체를 지

정이 취소된 날부터 1년 이내에는 다시 동물보호센터로 지정하여서는 아니
된다.

- 어떤 경우에는 지정이 취소된 날부터 2년 이내 다시 동물보호센터로 지정해
서는 아니 된다.

- 동물보호센터 운영의 공정성과 투명성을 확보하기 위하여 농림축산식품부령
으로 정하는 일정규모 이상의 동물보호센터는 농림축산식품부령으로 정하는
바에 따라 운영위원회를 구성 · 운영하여야 한다.

- 동물보호센터의 준수사항 등에 관한 사항은 농림축산식품부령으로 정하고,
지정절차 및 보호조치의 구체적인 내용 등 그 밖에 필요한 사항은 시 · 도의
조례로 정한다.

- 관할 지방자치단체의 장 또는 동물보호센터에 신고할 수 있다.

  1. 금지한 학대를 받는 동물

  2. 유실 · 유기동물

- 관할 지방자치단체의 장 또는 동물보호센터에 신고할 수 있는 경우

  1. 민간단체의 임원 및 회원

  2. 동물보호센터로 지정된 기관이나 단체의 장 및 그 종사자

  3. 동물실험윤리위원회를 설치한 동물실험시행기관의 장 및 그 종사자

  4. 동물실험윤리위원회의 위원

  5. 동물복지축산농장으로 인증을 받은 자

  6. 영업등록을 하거나 영업허가를 받은 자 및 그 종사자

7. 수의사, 동물병원의 장 및 그 종사자

- 신고인의 신분은 보장되어야 하며 그 의사에 반하여 신원이 노출되어서는 아니 된다.

○ **공고**

- 시 · 도지사와 시장 · 군수 · 구청장은 동물을 보호하고 있는 경우에는 소유자 등이 보호조치 사실을 알 수 있도록 대통령령으로 정하는 바에 따라 지체 없이 7일 이상 그 사실을 공고하여야 한다.

○ **동물의 반환**

- 시 · 도지사와 시장 · 군수 · 구청장은 동물을 그 동물의 소유자에게 반환하여야 한다.

  1. 동물이 보호조치 중에 있고, 소유자가 그 동물에 대하여 반환을 요구하는 경우

  2. 동물에 대하여 소유자가 보호비용을 부담하고 반환을 요구하는 경우

- 시 · 도지사와 시장 · 군수 · 구청장은 동물의 반환과 관련하여 동물의 소유자에게 보호기간, 보호비용 납부기한 및 면제 등에 관한 사항을 알려야 한다.

- 시 · 도지사와 시장 · 군수 · 구청장은 동물의 보호비용을 소유자 또는 분양을 받는 자에게 청구할 수 있다.

- 동물의 보호비용은 농림축산식품부령으로 정하는 바에 따라 납부기한까지 그 동물의 소유자가 내야 한다.

- 이 경우 시 · 도지사와 시장 · 군수 · 구청장은 동물의 소유자가 동물의 소유

권을 포기한 경우에는 보호비용의 전부 또는 일부를 면제할 수 있다.

- 보호비용의 징수에 관한 사항은 대통령령으로 정하고, 보호비용의 산정 기준
  에 관한 사항은 농림축산식품부령으로 정하는 범위에서 해당 시·도의 조례
  로 정한다.

○ **동물의 소유권 취득**

- 시·도와 시·군·구가 동물의 소유권을 취득할 수 있는 경우

  1. 「유실물법」 및 「민법」에도 불구하고 공고한 날부터 10일이 지나도 동물
     의 소유자등을 알 수 없는 경우

  2. 동물의 소유자가 그 동물의 소유권을 포기한 경우

  3. 동물의 소유자가 보호비용의 납부기한이 종료된 날부터 10일이 지나도
     보호비용을 납부하지 아니한 경우

  4. 동물의 소유자를 확인한 날부터 10일이 지나도 정당한 사유 없이 동물의
     소유자와 연락이 되지 아니하거나 소유자가 반환받을 의사를 표시하지
     아니한 경우

○ **동물의 분양·기증**

- 시·도지사와 시장·군수·구청장은 소유권을 취득한 동물이 적정하게 사
  육·관리될 수 있도록 시·도의 조례로 정하는 바에 따라 동물원, 동물을 애
  호하는 자나 대통령령으로 정하는 민간단체 등에 기증하거나 분양할 수 있
  다.

- 시·도의 조례로 정하는 자격요건을 갖춘 자로 한정한다.

- 시·도지사와 시장·군수·구청장은 소유권을 취득한 동물에 대하여는 분양 될 수 있도록 공고할 수 있다.

- 기증·분양의 요건 및 절차 등 그 밖에 필요한 사항은 시·도의 조례로 정한다.

○ 동물의 인도적인 처리

- 동물보호센터의 장 및 운영자는 보호조치 중인 동물에게 질병 등 농림축산식품부령으로 정하는 사유가 있는 경우에는 농림축산식품부장관이 정하는 바에 따라 인도적인 방법으로 처리하여야 한다.

- 인도적인 방법에 따른 처리는 수의사에 의하여 시행되어야 한다.

- 동물보호센터의 장은 동물의 사체가 발생한 경우 「폐기물관리법」에 따라 처리하거나 동물장묘업의 등록을 한 자가 설치·운영하는 동물장묘시설에서 처리하여야 한다.

○ 동물실험

-동물실험의 원칙: 동물실험은 인류의 복지 증진과 동물 생명의 존엄성 을 고려하여 실시하여야 한다.

- 동물실험을 하려는 경우에는 이를 대체할 수 있는 방법을 우선적으로 고려하여야 한다.

- 동물실험은 실험에 사용하는 동물 즉, 실험동물의 윤리적 취급과 과학적 사용에 관한 지식과 경험을 보유한 자가 시행하여야 하며 필요한 최소한의 동물을 사용하여야 한다.

- 실험동물의 고통이 수반되는 실험은 감각능력이 낮은 동물을 사용하고 진통·진정·마취제의 사용 등 수의학적 방법에 따라 고통을 덜어주기 위한 적절한 조치를 하여야 한다.

- 동물실험을 한 자는 그 실험이 끝난 후 지체 없이 해당 동물을 검사하여야 하며, 검사 결과 정상적으로 회복한 동물은 분양하거나 기증할 수 있다.

- 검사 결과 해당 동물이 회복할 수 없거나 지속적으로 고통을 받으며 살아야 할 것으로 인정되는 경우에는 신속하게 고통을 주지 아니하는 방법으로 처리하여야 한다.

- 동물실험의 원칙에 관하여 필요한 사항은 농림축산식품부장관이 정하여 고시한다.

○ 동물실험의 금지

- 누구든지 동물실험을 하여서는 아니 된다.

- 해당 동물종의 건강, 질병관리연구 등 농림축산식품부령으로 정하는 불가피한 사유로 농림축산식품부령으로 정하는 바에 따라 승인을 받은 경우에는 그러하지 아니하다.

  1. 유실·유기동물을 대상으로 하는 실험

     -보호조치 중인 동물을 포함한다.

  2. 「장애인복지법」에 따른 장애인 보조견 등 사람이나 국가를 위하여 봉사하고 있거나 봉사한 동물로서 대통령령으로 정하는 동물을 대상으로 하는 실험

○ 미성년자 동물 해부실습의 금지

- 누구든지 미성년자 즉, 19세 미만의 사람에게 체험·교육·시험·연구 등의 목적으로 동물 해부실습을 하게 하여서는 아니 된다.

- 사체를 포함한다.

- 「초·중등교육법」에 따른 학교 또는 동물실험시행기관 등이 시행하는 경우 등 농림축산식품부령으로 정하는 경우에는 그러하지 아니하다.

○ 동물실험윤리위원회의 설치

- 동물실험시행기관의 장은 실험동물의 보호와 윤리적인 취급을 위하여 동물실험윤리위원회 즉, 윤리위원회를 설치·운영하여야 한다.

- 동물실험시행기관에 「실험동물에 관한 법률」에 따른 실험동물운영위원회가 설치되어 있고, 그 위원회의 구성이 규정된 요건을 충족할 경우에는 해당 위원회를 윤리위원회로 본다.

- 농림축산식품부령으로 정하는 일정 기준 이하의 동물실험시행기관은 다른 동물실험시행기관과 공동으로 농림축산식품부령으로 정하는 바에 따라 윤리위원회를 설치·운영할 수 있다.

- 동물실험시행기관의 장은 동물실험을 하려면 윤리위원회의 심의를 거쳐야 한다.

- 윤리위원회의 기능

  1. 동물실험에 대한 심의

  2. 동물실험이 원칙에 맞게 시행되도록 지도·감독

  3. 동물실험시행기관의 장에게 실험동물의 보호와 윤리적인 취급을 위하여

필요한 조치 요구

- 윤리위원회의 심의대상인 동물실험에 관여하고 있는 위원은 해당 동물실험에 관한 심의에 참여하여서는 아니 된다.

- 윤리위원회의 위원은 그 직무를 수행하면서 알게 된 비밀을 누설하거나 도용하여서는 아니 된다.

- 지도 · 감독의 방법과 그 밖에 윤리위원회의 운영 등에 관한 사항은 대통령령으로 정한다.

- 윤리위원회는 위원장 1명을 포함하여 3명 이상 15명 이하의 위원으로 구성한다.

- 위원은 다음 각 호에 해당하는 사람 중에서 동물실험시행기관의 장이 위촉하며, 위원장은 위원 중에서 호선한다.

- 윤리위원회의 위원은 해당 동물실험시행기관의 장들이 공동으로 위촉한다.

1. 수의사로서 농림축산식품부령으로 정하는 자격기준에 맞는 사람

2. 민간단체가 추천하는 동물보호에 관한 학식과 경험이 풍부한 사람으로서 농림축산식품부령으로 정하는 자격기준에 맞는 사람

3. 그 밖에 실험동물의 보호와 윤리적인 취급을 도모하기 위하여 필요한 사람으로서 농림축산식품부령으로 정하는 사람

- 윤리위원회에는 법에 해당하는 위원을 각각 1명 이상 포함하여야 한다.

- 윤리위원회를 구성하는 위원의 3분의 1 이상은 해당 동물실험시행기관과 이해관계가 없는 사람이어야 한다.

- 위원의 임기는 2년으로 한다.

- 그 밖에 윤리위원회의 구성 및 이해관계의 범위 등에 관한 사항은 농림축산

식품부령으로 정한다.

- 농림축산식품부장관은 윤리위원회를 설치한 동물실험시행기관의 장에게 윤리위원회의 구성·운영 등에 관하여 지도·감독을 할 수 있다.

- 농림축산식품부장관은 윤리위원회가 구성·운영되지 아니할 때에는 해당 동물실험시행기관의 장에게 대통령령으로 정하는 바에 따라 기간을 정하여 해당 윤리위원회의 구성·운영 등에 대한 개선명령을 할 수 있다.

○ **동물복지축산농장의 인증**

- 농림축산식품부장관은 동물복지 증진에 이바지하기 위하여 「축산물위생관리법」에 따른 가축으로서 농림축산식품부령으로 정하는 동물이 본래의 습성 등을 유지하면서 정상적으로 살 수 있도록 관리하는 축산농장을 동물복지축산농장으로 인증할 수 있다.

- 인증을 받으려는 자는 농림축산식품부령으로 정하는 바에 따라 농림축산식품부장관에게 신청하여야 한다.

- 농림축산식품부장관은 동물복지축산농장으로 인증된 축산농장에 대하여 지원을 할 수 있다.

    1. 동물의 보호 및 복지 증진을 위하여 축사시설 개선에 필요한 비용

    2. 동물복지축산농장의 환경개선 및 경영에 관한 지도·상담 및 교육

- 농림축산식품부장관은 동물복지축산농장으로 인증을 받은 자가 거짓이나 그 밖의 부정한 방법으로 인증을 받은 경우 그 인증을 취소하여야 하고, 인증기준에 맞지 아니하게 된 경우 그 인증을 취소할 수 있다.

- 인증이 취소된 자는 그 인증이 취소된 날부터 1년 이내에는 동물복지축산농장 인증을 신청할 수 없다.

- 법인인 경우에는 그 대표자를 포함한다.

- 농림축산식품부장관, 시·도지사, 시장·군수·구청장, 「축산자조금의 조성 및 운용에 관한 법률」에 따른 축산단체, 민간단체는 동물복지축산농장의 운영사례를 교육·홍보에 적극 활용하여야 한다.

- 부정행위의 금지

  1. 거짓이나 그 밖의 부정한 방법으로 동물복지축산농장 인증을 받은 행위

  2. 인증을 받지 아니한 축산농장을 동물복지축산농장으로 표시하는 행위

- 동물복지축산농장 인증을 받은 자의 지위를 승계한다.

  1. 동물복지축산농장 인증을 받은 사람이 사망한 경우 그 농장을 계속하여 운영하려는 상속인

  2. 동물복지축산농장 인증을 받은 사람이 그 사업을 양도한 경우 그 양수인

  3. 동물복지축산농장 인증을 받은 법인이 합병한 경우 합병 후 존속하는 법인이나 합병으로 설립되는 법인

- 동물복지축산농장 인증을 받은 자의 지위를 승계한 자는 30일 이내에 농림축산식품부장관에게 신고하여야 하다.

○ **영업**

  1. 동물장묘업

  2. 동물판매업

  3. 동물수입업

  4. 동물생산업

  5. 동물전시업

6. 동물위탁관리업

7. 동물미용업

8. 동물운송업

- 영업의 세부 범위는 농림축산식품부령으로 정한다.

- 영업을 하려는 자는 농림축산식품부령으로 정하는 바에 따라 시장·군수·구청장에게 등록하여야 한다.

- 등록을 한 자는 농림축산식품부령으로 정하는 사항을 변경하거나 폐업·휴업 또는 그 영업을 재개하려는 경우에는 미리 농림축산식품부령으로 정하는 바에 따라 시장·군수·구청장에게 신고를 하여야 한다.

- 시장·군수·구청장은 변경신고를 받은 경우 그 내용을 검토하여 이 법에 적합하면 신고를 수리하여야 한다.

- 등록을 할 수 없는 경우

  1. 등록을 하려는 자가 미성년자, 피한정후견인 또는 피성년후견인인 경우

     - 법인인 경우에는 임원을 포함한다.

  2. 시설 및 인력의 기준에 맞지 아니한 경우

  3. 등록이 취소된 후 1년이 지나지 아니한 자가 취소된 업종과 같은 업종을 등록하려는 경우

     - 법인인 경우에는 임원을 포함한다.

  4. 등록을 하려는 자가 이 법을 위반하여 벌금형 이상의 형을 선고받고 그 형이 확정된 날부터 3년이 지나지 아니한 경우. 다만, 제8조를 위반하여 벌금형 이상의 형을 선고받은 경우에는 그 형이 확정된 날부터 5년으로 한다.

○ 공설 동물장묘시설의 설치 · 운영

- 지방자치단체의 장은 반려동물을 위한 장묘시설 즉, 공설 동물장묘시설을 설치 · 운영할 수 있다.

- 국가는 제1항에 따라 공설 동물장묘시설을 설치 · 운영하는 지방자치단체에 대해서는 예산의 범위에서 시설의 설치에 필요한 경비를 지원할 수 있다.

○ 영업자 등의 준수사항

1. 동물의 사육 · 관리에 관한 사항

2. 동물의 생산등록, 동물의 반입 · 반출 기록의 작성 · 보관에 관한 사항

3. 동물의 판매가능 월령, 건강상태 등 판매에 관한 사항

4. 동물 사체의 적정한 처리에 관한 사항

5. 영업시설 운영기준에 관한 사항

6. 영업 종사자의 교육에 관한 사항

7. 등록대상동물의 등록 및 변경신고의무 고지에 관한 사항

  - 등록 · 변경신고방법 및 위반 시 처벌에 관한 사항 등을 포함한다.

8. 그 밖에 동물의 보호와 공중위생상의 위해 방지를 위하여 필요한 사항

○ 동물보호감시원

- 농림축산식품부장관 시 · 도지사 및 시장 · 군수 · 구청장은 동물의 학대 방지 등 동물보호에 관한 사무를 처리하기 위하여 소속 공무원 중에서 동물보호감시원을 지정하여야 한다.

- 대통령령으로 정하는 소속 기관의 장을 포함한다.

- 동물보호감시원의 자격, 임명, 직무 범위 등에 관한 사항은 대통령령으로 정한다.

- 동물보호감시원이 직무를 수행할 때에는 농림축산식품부령으로 정하는 증표를 지니고 이를 관계인에게 보여주어야 한다.

- 누구든지 동물의 특성에 따른 출산, 질병 치료 등 부득이한 사유가 없으면 동물보호감시원의 직무 수행을 거부·방해 또는 기피하여서는 아니 된다.

○ **동물보호명예감시원**

- 농림축산식품부장관, 시·도지사 및 시장·군수·구청장은 동물의 학대 방지 등 동물보호를 위한 지도·계몽 등을 위하여 동물보호명예감시원을 위촉할 수 있다.

- 동물보호명예감시원 즉, 명예감시원의 자격, 위촉, 해촉, 직무, 활동 범위와 수당의 지급 등에 관한 사항은 대통령령으로 정한다.

- 명예감시원은 직무를 수행할 때에는 부정한 행위를 하거나 권한을 남용하여서는 아니 된다.

- 명예감시원이 그 직무를 수행하는 경우에는 신분을 표시하는 증표를 지니고 이를 관계인에게 보여주어야 한다.

○ **청문**

- 농림축산식품부장관, 시·도지사 또는 시장·군수·구청장은 처분을 하려면 청문을 하여야 한다.

  1. 동물보호센터의 지정 취소

2. 동물복지축산농장의 인증 취소

3. 영업등록 또는 허가의 취소

○ 벌칙

- 3년 이하의 징역 또는 3천만원 이하의 벌금에 처한다.

  1. 법을 위반하여 동물을 죽음에 이르게 하는 학대행위를 한 자

  2. 법을 위반하여 사람을 사망에 이르게 한 자

- 2년 이하의 징역 또는 2천만원 이하의 벌금에 처한다.

  1. 법을 위반하여 동물을 학대한 자

     - 법을 위반하여 맹견을 유기한 소유자등

     - 법에 따른 목줄 등 안전조치 의무를 위반하여 사람의 신체를 상해에 이르게 한 자

     - 법을 위반하여 사람의 신체를 상해에 이르게 한 자

  2. 법을 위반하여 거짓이나 그 밖의 부정한 방법으로 동물복지축산농장 인증을 받은 자

  3. 법을 위반하여 인증을 받지 아니한 농장을 동물복지축산농장으로 표시한 자

- 500만원 이하의 벌금에 처한다.

  1. 법을 위반하여 비밀을 누설하거나 도용한 윤리위원회의 위원

2. 법에 따른 등록 또는 신고를 하지 아니하거나 허가를 받지 아니하거나 신고를 하지 아니하고 영업을 한 자

3. 거짓이나 그 밖의 부정한 방법으로 등록 또는 신고를 하거나 허가를 받거나 신고를 한 자

4. 법에 따른 영업정지기간에 영업을 한 영업자

- 300만원 이하의 벌금에 처한다.

1. 법을 위반하여 동물을 유기한 소유자등

2. 법을 위반하여 사진 또는 영상물을 판매·전시·전달·상영하거나 인터넷에 게재한 자

3. 법을 위반하여 도박을 목적으로 동물을 이용한 자 또는 동물을 이용하는 도박을 행할 목적으로 광고·선전한 자

4. 법을 위반하여 도박·시합·복권·오락·유흥·광고 등의 상이나 경품으로 동물을 제공한 자

5. 법을 위반하여 영리를 목적으로 동물을 대여한 자

6. 법을 위반하여 동물실험을 한 자

- 상습적으로 죄를 지은 자는 그 죄에 정한 형의 2분의 1까지 가중한다.

○ **양벌규정**

- 법인의 대표자나 법인 또는 개인의 대리인, 사용인, 그 밖의 종업원이 그 법인 또는 개인의 업무에 관하여 위반행위를 하면 그 행위자를 벌하는 외에 그 법

인 또는 개인에게도 해당 조문의 벌금형을 과한다.

- 법인 또는 개인이 그 위반행위를 방지하기 위하여 해당 업무에 관하여 상당한 주의와 감독을 게을리 하지 아니한 경우에는 그러하지 아니하다.

○ 과태료

- 300만원 이하의 과태료를 부과한다.

    - 법을 위반하여 동물을 판매한 자

    - 법을 위반하여 소유자등 없이 맹견을 기르는 곳에서 벗어나게 한 소유자등

    - 법을 위반하여 월령이 3개월 이상인 맹견을 동반하고 외출할 때 안전장치 및 이동장치를 하지 아니한 소유자등

    - 법을 위반하여 사람에게 신체적 피해를 주지 아니하도록 관리하지 아니한 소유자등

    - 법을 위반하여 맹견의 안전한 사육 및 관리에 관한 교육을 받지 아니한 소유자

    - 법을 위반하여 보험에 가입하지 아니한 소유자

    - 법을 위반하여 맹견을 출입하게 한 소유자등

    - 법을을 위반하여 윤리위원회를 설치·운영하지 아니한 동물실험시행기관의 장

    - 법을 위반하여 윤리위원회의 심의를 거치지 아니하고 동물실험을 한 동물실험시행기관의 장

    - 법을 위반하여 개선명령을 이행하지 아니한 동물실험시행기관의 장

- 100만원 이하의 과태료를 부과한다.

  - 법을 위반하여 동물을 운송한 자

  - 법을 위반하여 등록대상동물을 등록하지 아니한 소유자

  - 법을 위반하여 미성년자에게 동물 해부실습을 하게 한 자

  - 법을 위반하여 동물복지축산농장 인증을 받은 자의 지위를 승계하고 그 사실을 신고하지 아니한 자

  - 법을 위반하여 영업자의 지위를 승계하고 그 사실을 신고하지 아니한 자

  - 법을 위반하여 교육을 받지 아니하고 영업을 한 영업자

  - 법에 따른 자료제출 요구에 응하지 아니하거나 거짓 자료를 제출한 동물의 소유자등

  - 법에 따른 출입·검사를 거부·방해 또는 기피한 동물의 소유자등

  - 법에 따른 시정명령을 이행하지 아니한 동물의 소유자등

  - 법에 따른 보고·자료제출을 하지 아니하거나 거짓으로 보고·자료제출을 한 자 또는 같은 항에 따른 출입·조사를 거부·방해·기피한 자

  - 법을 위반하여 동물보호감시원의 직무 수행을 거부·방해 또는 기피한 자

- 50만원 이하의 과태료를 부과한다.

  1. 법을 위반하여 정해진 기간 내에 신고를 하지 아니한 소유자

  2. 법을 위반하여 변경신고를 하지 아니한 소유권을 이전받은 자

  3. 법을 위반하여 인식표를 부착하지 아니한 소유자등

4. 법을 위반하여 안전조치를 하지 아니하거나 배설물을 수거하지 아니한 소유자등

   - 과태료는 대통령령으로 정하는 바에 따라 농림축산식품부장관, 시 · 도지사 또는 시장 · 군수 · 구청장이 부과 · 징수한다.

수의사법 시행령

○ 「수의사법」에서 "대통령령으로 정하는 동물"이란

    1. 노새 · 당나귀

    2. 친칠라 · 밍크 · 사슴 · 메추리 · 꿩 · 비둘기

    3. 시험용 동물

    4. 그 밖에 포유류 · 조류 · 파충류 및 양서류

○ 수의사 국가시험의 시험과목

    1. 기초수의학

    2. 예방수의학

    3. 임상수의학

    4. 수의법규 · 축산학

  - 시험과목별 시험내용 및 출제범위는 농림축산식품부장관이 위원회의 심의를 거쳐 정한다.

- 국가시험은 필기시험으로 하되, 필요하다고 인정할 때에는 실기시험 또는 구술시험을 병행할 수 있다.

- 국가시험은 전 과목 총점의 60퍼센트 이상, 매 과목 40퍼센트 이상 득점한 사람을 합격자로 한다.

수의사법 시행규칙

○ 동물보건사 자격시험의 시험과목

    1. 기초 동물보건학

    2. 예방 동물보건학

    3. 임상 동물보건학

    4. 동물 보건 · 윤리 및 복지 관련 법규

- 시험은 필기시험의 방법으로 실시한다.

- 자격시험의 합격자는 제2항에 따른 시험과목에서 각 과목당 시험점수가 100점을 만점으로 하여 40점 이상이고, 전 과목의 평균 점수가 60점 이상인 사람으로 한다.

- 자격시험에 필요한 사항은 농림축산식품부장관이 정해 고시한다.

○ 동물보건사 양성기관의 평가인증

- 평가인증을 받으려는 동물보건사 양성과정을 운영하려는 학교 또는 교육기관

1. 교육과정 및 교육내용이 양성기관의 업무 수행에 적합할 것

2. 교육과정의 운영에 필요한 교수 및 운영 인력을 갖출 것

3. 교육시설·장비 등 교육여건과 교육환경이 양성기관의 업무 수행에 적합할 것

○ 동물보건사의 업무 범위와 한계

- 동물보건사의 동물의 간호 또는 진료 보조 업무의 구체적인 범위와 한계

1. 동물의 간호 업무: 동물에 대한 관찰, 체온·심박수 등 기초 검진 자료의 수집, 간호판단 및 요양을 위한 간호

2. 동물의 진료 보조 업무: 약물 도포, 경구 투여, 마취·수술의 보조 등 수의사의 지도 아래 수행하는 진료의 보조

동물보호법 시행령

○ 동물의 범위

「동물보호법」에서 "대통령령으로 정하는 동물"이란 파충류, 양서류 및 어류를 말한다. 다만, 식용(食用)을 목적으로 하는 것은 제외한다.

○ 등록대상동물의 범위

"대통령령으로 정하는 동물"이란 월령(月齡) 2개월 이상인 개를 말한다.

1. 「주택법」에 따른 주택·준주택에서 기르는 개

2. 주택·준주택 외의 장소에서 반려(伴侶) 목적으로 기르는 개

○ 보험의 가입

맹견의 소유자는 보험에 가입해야 한다.

1. 다음에 해당하는 금액 이상을 보상할 수 있는 보험일 것

    가. 사망의 경우에는 피해자 1명당 8천만원

    나. 부상의 경우에는 피해자 1명당 농림축산식품부령으로 정하는 상해등급에 따른 금액

    다. 부상에 대한 치료를 마친 후 더 이상의 치료효과를 기대할 수 없고 그 증상이 고정된 상태에서 그 부상이 원인이 되어 신체의 장애가 생긴 경우에는 피해자 1명당 농림축산식품부령으로 정하는 후유장애등급에 따른 금액

    라. 다른 사람의 동물이 상해를 입거나 죽은 경우에는 사고 1건당 200만원

2. 지급보험금액은 실손해액을 초과하지 않을 것. 다만, 사망으로 인한 실손해액이 2천만원 미만인 경우의 지급보험금액은 2천만원으로 한다.

3. 하나의 사고로 규정 중 둘 이상에 해당하게 된 경우에는 실손해액을 초과하지 않는 범위에서 다음 각 목의 구분에 따라 보험금을 지급할 것

    가. 부상한 사람이 치료 중에 그 부상이 원인이 되어 사망한 경우에는 금액을 더한 금액

    나. 부상한 사람에게 후유장애가 생긴 경우에는 금액을 더한 금액

다. 금액을 지급한 후 그 부상이 원인이 되어 사망한 경우에는 금액에서 같은 호 다목에 따라 지급한 금액 중 사망한 날 이후에 해당하는 손해액을 뺀 금액

○ **동물실험 금지 동물**

1. 「장애인복지법」에 따른 장애인 보조견

2. 소방청에서 효율적인 구조활동을 위해 이용하는 119구조견

3. 다음 기관에서 수색ㆍ탐지 등을 위해 이용하는 경찰견

　　가. 국토교통부

　　나. 경찰청

　　다. 해양경찰청

4. 국방부에서 수색ㆍ경계ㆍ추적ㆍ탐지 등을 위해 이용하는 군견

5. 농림축산식품부 및 관세청 등에서 각종 물질의 탐지 등을 위해 이용하는 마약 및 폭발물 탐지견과 검역 탐지견

○ **동물보호감시원의 자격**

공무원 중에서 동물보호감시원을 지정하여야 한다.

1. 「수의사법」에 따른 수의사 면허가 있는 사람

2. 「국가기술자격법」에 따른 축산기술사, 축산기사, 축산산업기사 또는 축산기능사 자격이 있는 사람

3. 「고등교육법」에 따른 학교에서 수의학ㆍ축산학ㆍ동물관리학ㆍ애완동물학ㆍ반려동물학 등 동물의 관리 및 이용 관련 분야, 동물보호 분야 또는

동물복지 분야를 전공하고 졸업한 사람

4. 그 밖에 동물보호 · 동물복지 · 실험동물 분야와 관련된 사무에 종사한 경험이 있는 사람

○ 동물보호감시원의 직무

1. 동물의 적정한 사육 · 관리에 대한 교육 및 지도

2. 금지되는 동물학대행위의 예방, 중단 또는 재발방지를 위하여 필요한 조치

3. 동물의 적정한 운송과 반려동물 전달 방법에 대한 지도 · 감독

   - 동물의 도살방법에 대한 지도

   - 등록대상동물의 등록 및 등록대상동물의 관리에 대한 감독

   - 맹견의 관리 및 출입금지 등에 대한 감독

4. 동물보호센터의 운영에 관한 감독

   - 윤리위원회의 구성 · 운영 등에 관한 지도 · 감독 및 개선명령의 이행 여부에 대한 확인 및 지도

5. 동물복지축산농장으로 인증받은 농장의 인증기준 준수 여부 감독

6. 영업등록을 하거나 영업허가를 받은 자의 시설 · 인력 등 등록 또는 허가 사항, 준수사항, 교육 이수 여부에 관한 감독

   - 반려동물을 위한 장묘시설의 설치 · 운영에 관한 감독

7. 조치, 보고 및 자료제출 명령의 이행 여부 등에 관한 확인 · 지도

8. 위촉된 동물보호명예감시원에 대한 지도

9. 그 밖에 동물의 보호 및 복지 증진에 관한 업무

동물보호법 시행규칙

○ 반려동물의 범위

「동물보호법」에서 "개, 고양이 등 농림축산식품부령으로 정하는 동물"이란 개, 고양이, 토끼, 페럿, 기니피그 및 햄스터를 말한다.

○ 맹견의 범위

1. 도사견과 그 잡종의 개

2. 아메리칸 핏불테리어와 그 잡종의 개

3. 아메리칸 스태퍼드셔 테리어와 그 잡종의 개

4. 스태퍼드셔 불 테리어와 그 잡종의 개

5. 로트와일러와 그 잡종의 개

○ 학대행위의 금지

1. 사람의 생명·신체에 대한 직접적 위협이나 재산상의 피해를 방지하기 위하여 다른 방법이 있음에도 불구하고 동물을 죽음에 이르게 하는 행위

2. 동물의 습성 및 생태환경 등 부득이한 사유가 없음에도 불구하고 해당 동물을 다른 동물의 먹이로 사용하는 경우

○ 동물의 도살방법

- "농림축산식품부령으로 정하는 방법"이란

1. 가스법, 약물 투여

2. 전살법(電殺法), 타격법(打擊法), 총격법(銃擊法), 자격법(刺擊法)

○ **인식표의 부착**

1. 소유자의 성명

2. 소유자의 전화번호

3. 동물등록번호(등록한 동물만 해당한다)

○ **안전조치**

- 등록대상동물을 동반하고 외출할 때에는 목줄 또는 가슴 줄을 하거나 이동장
  치를 사용해야 한다.

- 다만, 소유자등이 월령 3개월 미만인 등록대상동물을 직접 안아서 외출하는
  경우에는 해당 안전조치를 하지 않을 수 있다.

- 목줄 또는 가슴줄은 해당 동물을 효과적으로 통제할 수 있고, 다른 사람에게
  위해(危害)를 주지 않는 범위의 길이여야 한다.

- 목줄 또는 가슴줄은 2미터 이내의 길이여야 한다.

○ **맹견의 관리**

- 월령이 3개월 이상인 맹견을 동반하고 외출할 때

1. 맹견에게는 목줄만 할 것

2. 맹견이 호흡 또는 체온조절을 하거나 물을 마시는 데 지장이 없는 범위에
   서 사람에 대한 공격을 효과적으로 차단할 수 있는 크기의 입마개를 할 것

- 다음처럼 맹견을 이동시킬 때에 맹견에게 목줄 및 입마개를 하지 않을 수 있다.

1. 맹견이 이동장치에서 탈출할 수 없도록 잠금장치를 갖출 것
2. 이동장치의 입구, 잠금장치 및 외벽은 충격 등에 의해 쉽게 파손되지 않는 견고한 재질일 것

○ **맹견 소유자의 교육**

1. 맹견의 소유권을 최초로 취득한 소유자의 신규교육: 소유권을 취득한 날부터 6개월 이내 3시간
2. 그 외 맹견 소유자의 정기교육: 매년 3시간

○ **영업의 세부범위**

1. 동물장묘업:

가. 동물 전용의 장례식장

나. 동물의 사체 또는 유골을 불에 태우는 방법으로 처리하는 시설[이하 "동물화장(火葬)시설"이라 한다], 건조·멸균분쇄의 방법으로 처리하는 시설[이하 "동물건조장(乾燥葬)시설"이라 한다] 또는 화학 용액을 사용해 동물의 사체를 녹이고 유골만 수습하는 방법으로 처리하는 시설[이하 "동물수분해장(水分解葬)시설"이라 한다]

다. 동물 전용의 봉안시설

2. 동물판매업: 반려동물을 구입하여 판매, 알선 또는 중개하는 영업
3. 동물수입업: 반려동물을 수입하여 판매하는 영업

4. 동물생산업: 반려동물을 번식시켜 판매하는 영업

5. 동물전시업: 반려동물을 보여주거나 접촉하게 할 목적으로 영업자 소유
   의 동물을 5마리 이상 전시하는 영업. 다만, 「동물원 및 수족관의 관리에
   관한 법률」 제2조제1호에 따른 동물원은 제외한다.

6. 동물위탁관리업: 반려동물 소유자의 위탁을 받아 반려동물을 영업장 내
   에서 일시적으로 사육, 훈련 또는 보호하는 영업

7. 동물미용업: 반려동물의 털, 피부 또는 발톱 등을 손질하거나 위생적으로
   관리하는 영업

8. 동물운송업: 반려동물을 「자동차관리법」의 자동차를 이용하여 운송하는
   영업

15

동물 관련 교육기관 현황

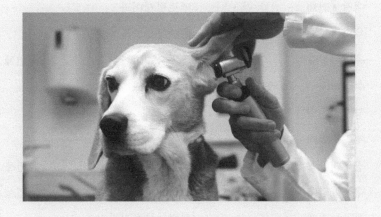

동물 관련 교육부 교육기관 현황

지역	대학교	학과	학제	
부산	부산경상대	반려동물보건과(주간)		2년제
	부산경상대	반려동물보건과(야간)		2년제
	부산과학기술대	헤어펫뷰티전공(주간)		2년제
	부산과학기술대	헤어펫뷰티전공(야간)		2년제
	경남정보대	반려동물과		2년제
	부산여대	반려동물과		2년제
	경성대학교	반려생물학과	4년제	
	부산대학교	동물생명자원과학과	4년제	
	신라대학교	반려동물학과	4년제	
대전	대전과학기술대	애완동물과		2년제
	대덕대	반려동물과		2년제
	대전보건대	펫토털케어과		2년제
	우송정보대	반려동물학부		2년제
	충남대학교	동물자원과학부	4년제	
대구	수성대(구.대구산업정보대)	애완동물관리과		2년제
	영진전문대학	펫케어과		2년제
	계명문화대학	펫토탈케어학부		2년제
	경북대학교	말/특수동물학과	4년제	
	대구한의대학교	반려동물보건학과	4년제	
	대구보건대	반려동물보건관리과		2년제
광주	광주여자대학교	애완동물보건학과	4년제	

동물 관련 교육부 교육기관 현황

지역	대학교	학과	학제	
강원	강원대학교	동물산업융합학과	4년제	
	강원대학교	동물응용과학과	4년제	
	강원대학교	동물자원과학과	4년제	
	상지대학교	동물자원학과	4년제	
	상지영서대	동물생명산업과		2년제
충남	연암대	동물보호계열		2년제
	혜전대	애완동물관리과		2년제
	중부대학교	애완동물자원학전공	4년제	
	공주대학교	특수동물학과	4년제	
	공주대학교	동물자원학과	4년제	
	호서대학교	동물보건복지학과	4년제	
충북	세명대학교	동물바이오헬스학과	4년제	
	충청대	애완동물과		2년제
전남	동아보건대	애완동물관리전공		2년제
	동아보건대	동물간호전공		2년제
	동신대학교	바이오헬스케어학부 (반려동물학과, 제약화장품학과)	4년제	
	순천대학교	동물자원과학과	4년제	
	순천대학교	산업동물학과	4년제	
전북	원광대학교	반려동물산업학과	4년제	
	전북대학교	동물생명공학과	4년제	
	전북대학교	동물자원과학과	4년제	
	전주기전대	애완동물관리과		3년제
	전주기전대	말산업스포츠재활과		3년제
	전주기전대	동물보건과		3년제
경북	대경대	동물사육복지과		2년제
	한국복지사이버대학	동식물복지학과		2년제
	가톨릭상지대	반려동물과		2년제
	서라벌대	반려동물과		2년제
	대구대학교	동물자원학과	4년제	
	대구대학교	반려동물산업학과	4년제	
경남	영남이공대	반려동물케어과		2년제
	경남과학기술대학교	동물생명과학과	4년제	
	경남과학기술대학교	동물소재공학과	4년제	

동물 관련 교육부 교육기관 현황

지역	대학교	학과	학제	
서울	서울문화예술대학교	반려동물학과	4년제	
	삼육대학교	동물생명자원학과	4년제	
	서울대학교	식품·동물생명공학부	4년제	
	건국대학교	동물자원과학과	4년제	
	삼육대학교	동물생명자원학과	4년제	
	연세대학교 미래교육원	애완동물관리전공학위과정 (정규반)		2년제
	연세대학교 미래교육원	애완동물관리전공학위과정 (주1일반)		2년제
경기	서정대	애완동물과		2년제
	신구대	애완동물전공		2년제
	신구대	바이오동물전공		3년제
	연성대	반려동물과		2년제
	장안대	바이오동물보호과		2년제
	동원대	반려동물과		2년제
	신안산	반려동물과		2년제
	국제대	반려동물학과		3년제
	한경대학교	동물생명융합학부	4년제	
	단국대학교	동물자원학과	4년제	
	칼빈대학교	반려동물학과	4년제	
	용인예술과학대	반려동물과		2년제
인천	경인여대	펫토탈케어과		2년제

동물 관련 노동부 교육기관 현황

지역	대학교	학과	학제
서울	서울연희실용전문학교	애완동물관리전공 반려동물간호	2년제
	서울예술실용전문학교	애완동물 계열 동물간호	2년제
	서울호서전문학교	애완동물관리전공 수의간호	2년제
	서울종합예술실용학교	애완동물계열 동물간호	2년제
	서울예술전문학교	애완동물계열 동물간호	2년제
	한국예술실용학교	수의간호 과정	2년제

동물 관련 고등학교 현황

지역	학교명	학과명
인천	인천금융고등학교	펫뷰티케어과
대전	유성생명과학고등학교	반려동물과정
대구	대구보건고등학교	반려동물케어과
광주	광주자연과학고등학교	애완동물과
경기 고양	고양고등학교	애완동물관리과
경기 화성	발안바이오과학고등학교	레저동물산업과
강원 원주	영서고등학교	동물자원과
강원 홍천	홍천농업고등학교	동물자원과
충북 천안	천안제일고등학교	동물자원과
충북 청주	청주농업고등학교	동물자원과
경북 상주	용운고등학교	반려동물복지과, 반려동물미용과
경북 상주	경북자연과학고등학교	말관리과, 말산업과
경북 상주	경북자연과학고등학교	반려동물복지과, 반려동물미용과
경북 봉화	한국펫고등학교	반려동물과, 반려동물뷰티케어과
경남 김해	김해생명과학고등학교	동물산업과
전남 전주	전주생명과학고등학교	반려동물학과

동물 관련 민간 교육기관 현황

지역	학교명	간판	소속
서울 종로	한국반려동물아카데미원격평생교육원	한국반려동물아카데미	(주)한국반려동물아카데미
서울 동대문	EBS pet Edu	EBS pet Edu	EBS미디어주식회사 사단법인한국애견연맹
서울 도봉	한국반려동물관리협회평생교육원 반려동물산업진흥원	한국반려동물관리협회 평생교육원 반려동물산업진흥원	(주)한국반려동물관리협회
경기 고양	씨티평생교육원	City College 씨티평생교육원	씨티평생교육원

수의과대학 현황

지역	학교명	학과	학제
서울 관악	서울대학교	수의학과	6년제
서울 광진	건국대학교	수의학과	6년제
강원	강원대학교	수의학과	6년제
충북	충북대학교	수의학과	6년제
대전	충남대학교	수의학과	6년제
대구	경북대학교	수의학과	6년제
경남	경상대학교	수의학과	6년제
전북	전북대학교	수의학과	6년제
광주	전남대학교	수의학과	6년제
제주	제주대학교	수의학과	6년제

그림 및 사진 출처

페이지	내용	사진, 그림의 출처
13	로트와일러	https://namu.wiki/w/%EB%A1%9C%ED%8A%B8%EC%99%80%EC%9D%BC%EB%9F%AC
13	도베르만	http://www.mypetnews.net/news/articleView.html?idxno=1311
13	알레스칸 말라뮤트	https://bbqwq.tistory.com/52
13	시베리안 허스키	https://hygall.com/?document_srl=199925615
13	세인트 버나드	https://m.blog.naver.com/condolzzang/220815834264
13	저먼 셰퍼드	https://m.blog.naver.com/PostView.naver?isHttpsRedirect=true&blogId=dmarvelwood&logNo=220141174906
15	사모예드	https://allofdog.tistory.com/3
15	복서	https://www.furminator.com/solution-center/dogs/boxer.aspx
15	마스티프	https://mdngsh0621.tistory.com/128
15	아키타	https://brunch.co.kr/@famtimes/496
15	케인 코르소	https://happyend4890.tistory.com/409
15	도베르만 핀셔	http://kids.donga.com/mobile/?ptype=article&no=20190227174411378670
17	아프간 하운드	https://content.v.kakao.com/v/5b680f67ed94d20001416e83
17	그레이 하운드	https://davenue-diet.tistory.com/64
17	살루키	https://m.blog.naver.com/PostView.naver?isHttpsRedirect=true&blogId=haedameunah&logNo=220398893776
17	보르조이	https://mdngsh0621.tistory.com/100
17	휘핏	https://m.blog.naver.com/xbeebee/221249771010
19	블러드 하운드	https://mdngsh0621.tistory.com/106
19	바셋 하운드	https://m.blog.naver.com/PostView.naver?isHttpsRedirect=true&blogId=hyl0011&logNo=220364855310
19	닥스훈트	https://petdoc.co.kr/ency/300

19	비글	https://content.v.kakao.com/ v/5ab30cf16a8e510001f7e162
21	영국 포인터	https://m.blog.naver.com/PostView.naver?isHttpsRe direct=true&blogId=scwoo55&logNo=221816021791
21	아이리쉬 세터	https://m.blog.naver.com/PostView.naver?is HttpsRedirect=true&blogId=dmarvelwood&log No=220062803097
21	래브라도 리트리버	https://ko.wikipedia.org/wiki/%EB%9E%98%EB%B8 %8C%EB%9D%BC%EB%8F%84_%EB%A6%AC%ED %8A%B8%EB%A6%AC%EB%B2%84
21	골든 리트리버	https://namu.wiki/ w/%EA%B3%A8%EB%93%A0%20%EB%A6%AC%E D%8A%B8%EB%A6%AC%EB%B2%84
21	아메리컨 코커 스파니엘	https://content.v.kakao.com/ v/5b343dbae787d00001c44190
21	잉글리쉬 코커 스파니엘	https://ko.wikipedia.org/wiki/%EC%9E%89%EA%B8 %80%EB%A6%AC%EC%8B%9C_%EC%BD%94%EC %BB%A4_%EC%8A%A4%ED%8C%A8%EB%8B%88 %EC%96%BC
23	말티즈	https://namu.wiki/w/%EB%A7%90%ED%8B%B0% EC%A6%88?from=%EB%AA%B0%ED%8B%B0%EC %A6%88
23	요크셔 테리어	https://content.v.daum.net/ v/5b76223bed94d20001e85336
23	치와와	https://sphenoid.tistory.com/196
23	미니어처 핀셰르	https://m.blog.naver.com/ hwyoon1001/220312110283
23	시츄	https://m.blog.naver.com/ebs_ petedu/221848712515
23	토이 푸들	https://brunch.co.kr/@notepetinbnet/224
23	포메라니안	https://namu.wiki/w/%ED%8F%AC%EB%A9%94%E B%9D%BC%EB%8B%88%EC%95%88
23	페키니즈	https://brunch.co.kr/@famtimes/641
23	빠삐용	https://m.blog.naver.com/PostView.naver?i sHttpsRedirect=true&blogId=yorkieberry&log No=220100624093
23	퍼그	https://gyogamman.com/pug/
25	셔틀랜드 쉽독	http://info.pipa.co.kr/dog/35998#rs

25	보더콜리	https://www.newswire.co.kr/newsRead.php?no=654712
25	웰시코기	https://principlesofknowledge.kr/archives/180148
25	저먼 셰퍼드	https://post.naver.com/viewer/postView.nhn?volumeNo=10490577&memberNo=30470794
26	러셀 테리어	http://www.animaltogether.com/news/articleView.html?idxno=230
26	불 테리어	https://namu.wiki/w/%EB%B6%88%ED%85%8C%EB%A6%AC%EC%96%B4
26	미니어쳐 슈나우저	https://namu.wiki/w/%EB%AF%B8%EB%8B%88%EC%96%B4%EC%B2%98%20%EC%8A%88%EB%82%98%EC%9A%B0%EC%A0%80
26	화이트 테리어	https://namu.wiki/w/%EC%9B%A8%EC%8A%A4%ED%8A%B8%20%ED%95%98%EC%9D%B4%EB%9E%9C%EB%93%9C%20%ED%99%94%EC%9D%B4%ED%8A%B8%ED%85%8C%EB%A6%AC%EC%96%B4
26	에어데일 테리어	https://m.blog.naver.com/PostView.naver?isHttpsRedirect=true&blogId=dmarvelwood&logNo=220239220664
26	폭스 테리어	https://content.v.kakao.com/v/5d1ed9af9da52550b3106267
28	불독	https://blog.daum.net/mploki/910
28	차우 차우	http://www.animaltogether.com/news/articleView.html?idxno=210
28	스피츠	https://m.blog.naver.com/PostView.naver?isHttpsRedirect=true&blogId=haedameunah&logNo=220416131599
28	달마시안	https://namu.wiki/w/%EB%8B%AC%EB%A7%88%EC%8B%9C%EC%95%88
28	푸들	https://a-z-animals.com/animals/poodle/
28	보스턴 테리어	https://blog.naver.com/hicatdog/70150309375
28	미니어쳐 푸들	https://blog.naver.com/PostView.nhn?isHttpsRedirect=true&blogId=kml2671&logNo=221625947768
28	스탠다드 푸들	https://m.blog.naver.com/basic0360/140161192356
29	프렌치 불독	https://m.cafe.daum.net/BULDOG/9gKe/397?q=D_3d55X-F-eJI0&

29	비숑프리제	https://m.blog.naver.com/PostView.naver?isHttpsRedirect=true&blogId=babymongdog&logNo=221011381108
29	샤페이	https://brunch.co.kr/@famtimes/135
29	꼬똥 드 튈레아	https://babypet.kr/bbs/board.php?bo_table=wiki&wr_id=6
29	라사 압소	https://mdngsh0621.tistory.com/102
29	시바 이누	https://blog.daum.net/smartdog3563/133
31	페르시안	https://post.naver.com/viewer/postView.naver?volumeNo=29893166&memberNo=71068
31	터키시 앙고라	https://content.v.kakao.com/v/5b681139ed94d20001416eb6
31	러시안 블루	https://namu.wiki/w/%EB%9F%AC%EC%8B%9C%EC%95%88%20%EB%B8%94%EB%A3%A8
31	아비시니안	https://m.blog.naver.com/PostView.naver?isHttpsRedirect=true&blogId=udadacat2&logNo=100186758738
31	노르웨이 숲	https://twitter.com/catdiarys/status/305520782359027712
31	샴 고양이	https://brunch.co.kr/@famtimes/546
68	고양이 스크래쳐	https://m.blog.naver.com/nuj0140/220205044596
73	요크셔 테리어	http://m.mypetnews.net/news/articleView.html?idxno=1345
73	아프간 하운드	https://allofdog.tistory.com/9
77	반려동물 물림	http://www.knnews.co.kr/news/articleView.php?idxno=1339494
77	반려견 귀진드기	https://m.blog.naver.com/PostView.naver?isHttpsRedirect=true&blogId=jamsil25h&logNo=221251893970
78	만성신부전증	https://news.ff.or.kr/16/?q=YToyOntzOjEyOiJrZXl3b3JkX3R5cGUiO3M6MMzoiYWxsIjtzOjQ6InBhZ2UiO2k6OTt9&bmode=view&idx=343203&t=board
78	반려동물의 만성신부전증	https://brunch.co.kr/@umiackoj6r/19
78	반려동물 심장 사상 충	https://m.blog.naver.com/vet6390/222039759778
78	심장 사상 충	https://m.blog.naver.com/eazil1/221648903591

79	반려견 예방접종 내용	http://www.busan.com/view/busan/view.php?code=2019092418145817293
80	광견병 걸린 개	https://www.upinews.kr/newsView/upi202012230072
80	광견병 걸린 사람	https://ko.wikipedia.org/wiki/%EA%B4%91%EA%B2%AC%EB%B3%91
80	광견병 경로	https://m.amc.seoul.kr/asan/mobile/healthinfo/disease/diseaseDetail.do?contentId=31609&diseaseKindId=C000006
80	광견병 걸린 고양이	https://m.blog.naver.com/PostView.naver?isHttpsRedirect=true&blogId=lovely_vet&logNo=220029456162
84	코커스패니엘	https://cm.asiae.co.kr/article/2017083014460416004
84	블러드하운드	https://m.notepet.co.kr/cast/dog_story/pet_intro_view/?idx=112
84	개선충	https://m.blog.naver.com/PostView.naver?isHttpsRedirect=true&blogId=eoulimah&logNo=220835261267
84	개선충=옴 진드기	https://petpara.co.kr/nexgardspectra/node/36
85	개 회충	https://www.mindgil.com/news/articleView.html?idxno=71514
85	개 회충 감염경로	https://eyeamfinethankyou.com/507
85	저먼 세퍼드	https://post.naver.com/viewer/postView.nhn?volumeNo=10490577&memberNo=30470794
85	도베르만	https://www.dogdrip.net/index.php?document_srl=197032070&mid=userdog&cpage=1
86	리슈만편모충증	https://www.klimik.org.tr/wp-content/uploads/2016/03/LAY%C5%9EMANYAZ-VE-KOLERA-Behice-KURTARAN.pdf
86	리슈만편모충	https://www.sciencephoto.com/media/364852/view/lm-of-the-parasitic-protozoa-leishmania-donovani
92	맹견	https://www.freshnewinfo.com/73
93	맹견 목줄과 입마개	https://news.nate.com/view/20180119n01649?mid=n0408
94	반려동물 관련 해외제도	https://news.mt.co.kr/mtview.php?no=2017101816288242407
94	입마개	http://m.danawa.com/product/product.html?code=9100080&cateCode=19238141

99	페키니즈	https://gyogamman.com/pekingese/
99	불독	https://m.blog.naver.com/vet6390/221772605530
118	랩핑	https://blog.daum.net/kosmos1004/8716168
118	고양이 셀프그루밍 스크래쳐	https://www.lotteon.com/p/product/LO1023230 313?sitmNo=LO1023230313_1023230314&mall_ no=1&dp_infw_cd=CASEC10401791
118	푸들	https://www.animalplanet.co.kr/news/?artNo=6470
118	요크셔 테리어	https://m.blog.naver.com/PostView.naver?isHttpsRe direct=true&blogId=ifthey&logNo=220520824348
118	쇼 클립	https://m.blog.naver.com/PostView.naver?is HttpsRedirect=true&blogId=jenny901212&log No=50192617662
119	고양이 브러쉬	https://post.naver.com/viewer/postView.nhn?volume No=30521297&memberNo=71068
120	대형견용 클리퍼	http://mogamishop.co.kr/category/%EC%95%A0% EA%B2%AC%EC%9D%B4%EB%B0%9C%EA%B8 %B0/45/
120	클리퍼 블레이드	http://ko.arcessbeauty.net/hair-clipper-accessory/ blade/pet-clipper-blades.html
121	귀 세정제	http://m.dogpia.net/store/mall/pf_mall_view. asp?pcode=121570&sortid=1121313
121	이어 파우더	http://www.10x10.co.kr/shopping/category_prd. asp?itemid=2630134
122	개 샴푸	https://dogpre.com/category/040001
122	말티즈 샴푸와 린스	https://dogpre.com/product/31520
126	동물용 핸드프리 드라이어	https://wishbox.co.kr/deal/detail?url=shop- nft_20210815190023-00120&shop_id=yhshop
126	동물용 스탠드식 드라이어	https://korean.alibaba.com/product-detail/animal- product-electric-pet-stand-hair-dryer-industrial- animal-dryer-blow-dryer-60624142965.html
128	페키니즈	https://soccerbaselover.tistory.com/271
128	시추	http://the-pet.co.kr/ category/%EC%8B%9C%EC%B8%84/49/
128	제페니스 친	https://m.blog.naver.com/PostView.naver?isH ttpsRedirect=true&blogId=haedameunah&log No=220384606588

128	킹 찰스 스페니얼	https://creators.mypetlife. co.kr/%EC%99%95%EC%9D%B4-%EC%82%AC%EB%9E%91%ED%95%9C-%EA%B0%95%EC%95%84%EC%A7%80-%ED%82%B9-%EC%B0%B0%EC%8A%A4-%EC%8A%A4%ED%8C%A8%EB%8B%88%EC%96%BC/
130	펫 클립	https://m.blog.naver.com/PostView.naver?isHttpsRedirect=true&blogId=kon64k&logNo=110168524174
130	푸들 미용 종류	https://m.blog.daum.net/ascbbs1/8899290
131	개를 위한 머리 제거 빗	https://kr.dhgate.com/product/pet-dogs-hair-removal-comb-cat-dog-fur-trimming/516869315.html
131	고양이 머리 제거 빗	https://kr.dhgate.com/product/combs-dog-hair-remover-cat-brush-grooming/466280526.html
138	개모차	https://do-searched.tistory.com/473
139	반려동물용 자율주행 로봇	https://www.gqkorea.co.kr/2019/02/25/%EB%B0%98%EB%A0%A4%EB%8F%99%EB%AC%BC%EC%9D%84-%EC%9C%84%ED%95%9C-%ED%85%8C%ED%81%AC-%EC%A0%9C%ED%92%88/
140	고양이 런닝 머신	https://www.gqkorea.co.kr/2019/02/25/%EB%B0%98%EB%A0%A4%EB%8F%99%EB%AC%BC%EC%9D%84-%EC%9C%84%ED%95%9C-%ED%85%8C%ED%81%AC-%EC%A0%9C%ED%92%88/
140	개 런닝 머신	https://m.blog.naver.com/PostView.naver?isHttpsRedirect=true&blogId=u9ri&logNo=220889015936
140	반려견 장난감	http://www.wemakeprice.com/deal/adeal/2969198
140	고양이 장난감	http://item.gmarket.co.kr/Item?goodscode=673227122
144	반려동물 입양	https://www.junsungki.com/magazine/post-detail.do?id=1734
144	유기견 보호센터	https://young.hyundai.com/magazine/trend/detail.do?seq=17237
151	반려동물 묘비	http://news.kmib.co.kr/article/view.asp?arcid=0015479913&code=61171811
154	반려동물 사망 시 처리	https://www.skyedaily.com/news/news_spot.html?ID=75114
154	반려동물의 묘비	http://mbiz.heraldcorp.com/view.php?ud=20150923000565

156	미국 반려동물 공동 묘지	https://m.blog.naver.com/PostView.naver?is HttpsRedirect=true&blogId=petopia0056&log No=221735185187
156	영국런던 반려동물 묘지	https://www.hankookilbo.com/News/ Read/201904041594396914
156	독일 동물 묘지	https://blog.daum.net/schollechoi1/9962884
156	우리나라 반려동물 묘비	https://m.shoppinghow.kakao.com/m/search/q/%EC %95%A0%EA%B2%AC%EB%B9%84%EC%84%9D
156	펫로스케어	https://dogmarulite.co.kr/67/?idx=3772685&bmode= view
156	시민 반려동물 장례식장	https://m.blog.naver.com/PostView.naver?isHttpsRe direct=true&blogId=scg8110&logNo=221474996941
160	독일 티어하임	https://froma.co/acticles/317
160	독일 티어하임 내부전경	https://froma.co/acticles/317
160	독일 티어하임 내부모습	https://post.naver.com/viewer/postView.nhn?volume No=17305232&memberNo=38419283
171	동물매개심리치료	https://www.olchiolchi. com/%EB%94%B0%EB%9C%BB%ED%95%9C- %EC%98%A8%EA%B8%B0%EB%A1%9C- %EB%A7%88%EC%9D%8C%EC%9D%84-%EC%B9 %98%EB%A3%8C%ED%95%B4%EC%A3%BC%EB% 8A%94-%EB%8F%99%EB%AC%BC%EB%A7%A4% EA%B0%9C%EC%B9%98%EB%A3%8C/
171	반려견 유치원	https://pikle.co/?p=33205
171	펫 아로마 테라피스트	https://www.kbgoldenlifex.com/senior/ XAA72P05020.kb?bltsSerno=2631&bltsDstcd=01&ctn tDstcd=08
171	반려동물 장례지도사	https://www.fmkorea.com/1294744940
173	반려동물 미용사	http://www.koreait.or.kr/html/pet/pet01.php
173	펫 시터	https://cm.asiae.co.kr/article/2020081112500207856
173	동물보안관	https://post.naver.com/viewer/postView.nhn?volume No=16350819&memberNo=615207
174	동물훈련사	https://www.animalplanet.co.kr/news/?artNo=3037
174	수의사	http://www.edujin.co.kr/news/articleView. html?idxno=32370

174	동물보건사	https://cocotimes.kr/2021/10/06/%EC%B2%AB-%EB%8F%99%EB%AC%BC%EB%B3%B4%EA%B1%B4%EC%82%AC-%EC%8B%9C%ED%97%98-%EB%82%B4%EB%85%84-2%EC%9B%94-27%EC%9D%BC-%EB%82%9C-%ED%8A%B9%EB%A1%80%EB%8C%80%EC%83%81%EC%9E%90-%EB%90%A0%EA%B9%8C/charlie/
174	수의 테크니션	https://eible.blog/2016/03/19/%EC%88%98%EC%9D%98%ED%85%8C%ED%81%AC%EB%8B%88%EC%85%98%EC%A0%9C%EB%8F%84%EC%9D%98-%EB%B2%95%EC%A0%81-%EC%99%84%EB%B9%84-%ED%95%84%EC%9A%94%EC%84%B1/
176	한방동물병원	https://m.blog.naver.com/24barunamc/221882829736
176	동물 사육사	https://m.blog.naver.com/PostView.naver?isHttpsRedirect=true&blogId=shwbsmbe&logNo=120161159706
176	동물 핸들러	https://yahopet.co.kr/tag/%ED%95%B8%EB%93%A4%EB%9F%AC
176	클리커 트레이너	https://post.naver.com/viewer/postView.nhn?volumeNo=7292345&memberNo=1759952
176	펫 코디네이터	http://hipetschool.com/article/%EA%B3%B5%EC%A7%80%EC%82%AC%ED%95%AD/1/181/
176	펫 푸드 요리사	https://www.hankookilbo.com/News/Read/201602051112211117
177	어질러티 심사위원	http://www.tmon.co.kr/deal/2887291134
177	도그 쇼 심사위원	https://m.blog.naver.com/PostView.naver?isHttpsRedirect=true&blogId=eoulimah&logNo=220782641982
177	관상어 관리사	https://tropical-fish-store-132.business.site/
177	도그 워커	https://www.koreatowndaily.com/articles/20170404174007

저자 함 희 진

[약력]
　서울대학교 수의과대학 수의학과 (수의학사)
　서울대학교 수의과대학 수의병리학전공 (수의학석사)
　강원대학교 수의과대학 임상수의학전공 (수의학박사)
　농림수산부 장관 수의사 면허증 취득
　보건복지부 장관 위생사 면허증 취득
　(전) 한국산업 인력공단 기사 및 산업기사 출제위원
　(전) 서울특별시 보건환경연구원 (보건연구직)
　(전) 한국식품위생안전성학회 (이사)
　(전) 신구대학교 식품영양과 (시간강사)
　(전) 배화여자대학교 위생사 특강 (강사)
　(전) 동남보건대학교 위생사 특강 (강사)
　(전) 경인여자대학교 위생사 특강 (강사)
　(전) 장안대학교 위생사 특강 (강사)
　(전) 대진대학교 위생사 특강 (강사)
　(전) 신구대학교 위생사 특강 (강사)
　(전) 안양대학교 교양대학 자연과학분야 주임교수
　(전) 서울대학교 수의과대학 인수공통전염병 특강 (강사)
　(현) 고려아카데미 컨설팅 출제위원 및 강평위원
　(현) 안양대학교 교양대학 자연과학분야 조교수
　(현) 한국동물매개심리학회 상임이사
　(현) 안양대학교 [반려동물의 이해], [인간과 동물], [생명과학의 이해], [생활 속의 화학],
　[천문학과 별자리여행], [생명의 신비], [우주의 신비], [과학사], [과학기술과 문명] 등 강의
　(현) 경기 꿈의 대학 [수의사와 관련된 직업세계여행], [줄기세포와 생명복제까지 이해하는 동물치료], [반려동
　물의 이해], [동물보건사, 동물미용사 등 반려동물 직업세계] 등 강의

[저서]
　꾸벅 [위생사 핵심요약집] 2007
　꾸벅 [핵심 위생사요약집] 2008, 2010
　지구문화사 [위생사 특강] 2011
　정일 [패스원 위생사정리] 2011
　보성과학 [세균검사 실습교재] 2007, 2015
　정일 [쪽집게 위생사 핸드북] 2017
　정일 [위생사 핵심정리] 2019, 2021
　정일 [위생사 실기+필기] 2019
　정일 [동물보건사문제집] 2022